APRESENTAÇÃO

A área da DISFAGIA é uma das mais desafiadoras em qualquer aspecto que se observe. De um mero sintoma, passou-se a considerar como parte de uma síndrome multidimensional, e então evoluir para área de concentração de especialidades com diferentes níveis de pós-graduação, principalmente nos cursos de Fonoaudiologia e Otorrinolaringologia. A grande evolução da qualidade das publicações científicas, nacionais e internacionais, revelaram o crescimento desta área de especialidade, principalmente em decorrência do desenvolvimento de métodos diagnósticos acurados e novas técnicas terapêuticas, que impactaram toda a especialidade em favor do atendimento de nossos pacientes. A aplicação de conceitos de Medicina Baseada em Evidência, reforça a conceituação e seriedade desta área de atuação. Sendo a DISFAGIA, hoje especialidade em crescimento, ela tem que ter em sua base uma necessária integração interdisciplinar. Culmina este momento evolutivo em nosso país, com a criação da Academia Brasileira de Disfagia (ABD), cujo objetivo e missão são agregar e fomentar a interdisciplinaridade, e sobretudo, o aperfeiçoamento da comunidade científica ligado à DISFAGIA.

Os autores são oriundos de distintas instituições de Ensino, que incluem o Departamento de Otorrinolaringologia e o Serviço de Fonoaudiologia do Complexo Hospital de Clínicas da Universidade Federal do Paraná, do Programa de Mestrado e Doutorado em Distúrbios da Comunicação da Universidade Tuiuti do Paraná e do Hospital IPO, através do seu Núcleo de Ensino e Pesquisa (NEP). Nesta última instituição é que iniciamos um grande projeto de Realidade Aumentada (RA), hoje já tendo produzido 9 livros nesta tecnologia disruptiva. Os autores, de forma conjunta ou paralela, têm participado diretamente da formação de muitos especialistas em DISFAGIA, quer sejam locais ou de diferentes estados de nosso país. Percebemos nossa responsabilidade na qualidade da transmissão de um conhecimento atualizado, racional e com fundamentação científica adequada.

Dividimos nosso livro *Disfagia: Exames por Imagem em Realidade Aumentada*, em 7 capítulos, iniciando-se com os conceitos de disfagia e anatomofisiologia da via aerodigestiva e suas relações com os processos da deglutição. Nos seguintes capítulos, detalhamos os métodos diagnósticos mais utilizados na identificação das disfagias, notadamente a Videofluoroscopia, a Videoendoscopia da Deglutição e finalmente a Análise dos Sons da Deglutição. Em cada capítulo apresentamos um detalhamento da utilização destas técnicas instrumentais, sua aplicação prática e sua interpretação, que balizem a sua utilização e interpretação cotidiana.

A construção deste livro foi pensada para que se tenha acesso a um texto científico atualizado, com imagens gráficas cuidadosamente selecionadas e ainda com grande novidade, a presença de vídeos com formatação em RA, permitindo uma interação moderna com o conteúdo acadêmico. Reforçamos que a RA é uma ferramenta que vem revolucionar a didática da transmissão do conhecimento.

Esperamos com esta contribuição acadêmica, fomentar o interesse de jovens Fonoaudiólogos, Otorrinolaringologistas e outras especialidades afins pela área da DISFAGIA, que notadamente vem crescendo em todo o mundo. O Brasil, com nossos professores, pesquisadores e especialistas, é uma referência nesta comunidade científica internacional.

Agradecemos a todas as pessoas em diferentes áreas e etapas que contribuíram para o resultado final deste livro. Foi um privilégio termos participado desta jornada juntos.

APROVEITEM!

Evaldo Dacheux de Macedo Filho
Maria Cristina de Alencar Nunes
Rosane Sampaio Santos

PREFÁCIO

No contexto do uso de tecnologias na área de disfagia orofaríngea temos acompanhando ao longo das décadas as evidências sobre os inúmeros recursos disponíveis para as práticas de diagnóstico e reabilitação. Desde a década de 1980 há pesquisas apoiadas em tecnologias com os mais variados equipamentos como o raios X e a endoscopia, a eletromiografia de superfície, mensuradores de força muscular, equipamentos para análise acústica, neuroestimuladores, dentre muitos outros, porém, esta inclusão sempre esteve centrada nas contribuições para as práticas clínicas.

Por outro lado, em toda a área da saúde, a inovação em tecnologias tem se revestido de aspectos que transformarão a realidade na forma pela qual a conhecemos, e que incluiu a realidade aumentada, a realidade virtual e, não levará muito tempo, chegará ao metaverso. Na área de disfagia orofaríngea esta inclusão tecnológica no contexto da educação em saúde ainda é um desafio. E neste percurso, não me admira que um dos mais precursores grupos de atuação com disfagia orofaríngea no País tenha em 2022 elaborado um livro tão completo sobre a temática e priorizado a realidade aumentada. Esta publicação será certamente um marco para a área da educação em disfagia orofaríngea, possibilitando que tanto os desafios do complexo controle neuromotor da deglutição orofaríngea, quanto aspectos do diagnóstico e até da reabilitação, sejam desvendados de forma tão didática. Nós estamos caminhando na área de tecnologias em saúde para a completa captura do nosso cérebro, onde perceber, engramar e aprender estarão centrados nas experiências do metaverso.

E claramente, cientes do compromisso com a educação na área, os autores apresentam no livro a possibilidade de visualizar em detalhes minuciosos as práticas com videoendoscopia, videofluoroscopia e análise acústica da deglutição em um formato que, por enquanto, somente a realidade aumentada permite visualizar. Convido os leitores, de toda a equipe interdisciplinar que atua com disfagia orofaríngea, a se prepararem para a leitura deste livro, e desta vez, com todos os possíveis receptores visuais de que cada um de nós possa dispor para usufruir do aprendizado potencializado pela realidade aumentada.

Profa. Dra. Roberta Gonçalves da Silva
Docente da Graduação e Pós-Graduação do Departamento de Fonoaudiologia
da Universidade Estadual Paulista (Unesp) – *Campus* de Marília
Presidente da Academia Brasileira de Disfagia

INTRODUÇÃO

Segundo a Organização Mundial da Saúde,[1] a frequência, a gravidade, a necessidade do pronto reconhecimento e o tratamento adequado da disfagia orofaríngea (DO), constituem um desafio tanto pelo impacto à saúde quanto pelas repercussões na vida das pessoas e suas famílias.

A disfagia pode acarretar prejuízos nos aspectos nutricionais, de hidratação, no estado pulmonar, no prazer alimentar e no equilíbrio social do indivíduo.

A DO não diagnosticada e não tratada eleva o risco de complicações graves, tais como: internação prolongada, pneumonia, desnutrição, desidratação e morte. Por um lado, a DO aumenta os custos de saúde devido às suas complicações. Por outro lado, a disfagia impacta negativamente na qualidade de vida do paciente.[2,3]

Considerando adultos, a faixa de prevalência de disfagia é afetada pelo método de diagnóstico, com alta detecção quando avaliada por uma avaliação instrumental, como a videofluoroscopia, videoendoscopia da deglutição ou associada à avaliação clínica com protocolos validados e associados a um método mensurável, como análise acústica da deglutição, eletromiografia entre outros.[4]

Em revisões sistemáticas anteriores observou-se variabilidade nas prevalências, variando de 8,1% a 80,0% em pacientes pós-acidente vascular cerebral; 11,0% a 81,0% em pacientes com Mal de Parkinson; e 27,0% a 30,0% de lesão cerebral pós-traumática.[5]

Ressalta-se a importância do diagnóstico da disfagia para que possam ser tomadas as decisões sobre o seu tratamento da forma mais rápida possível, evitando possíveis complicações e agravamentos nos quadros clínicos dos enfermos.

Uma avaliação clínica associada a exames complementares é fundamental para um diagnóstico preciso e um planejamento eficaz, permitindo a melhor definição do prognóstico a curto, médio e longo prazo.

O manejo das disfagias, desde os procedimentos de triagem, métodos de diagnóstico e abordagem terapêutica vem avançando e muito com a introdução de tecnologia e permitindo a área de educação expandir o olhar com a realidade virtual.[6]

Essa mudança é motivada não apenas por grandes descobertas em medicina ou fisiologia, mas também por avanços em eletrônica, em ciência de dados e pela estreita colaboração e polinização cruzada entre essas disciplinas. O que reflete na forma que iremos trabalhar com estes conceitos na educação.

Interagir com páginas de livros por meio de realidade aumentada e com a ajuda de aplicativos deixou de ser ficção. São tecnologias que produzem uma experiência imersiva para dar vida aos rótulos e às histórias de um livro, respectivamente.

A tecnologia de realidade aumentada também já permite criar a sua própria versão digital em 3D, que é capaz de passear pelo ambiente real. Ao direcionar o *smartphone* para as páginas, os personagens da história surgem em realidade aumentada em cima do livro – dessa forma, o conteúdo deve ficar mais interativo e impactante, aumentando a curiosidade, o desejo e a capacidade de aprendizado.[7]

Com esta tecnologia, podemos levar a experiência que vivenciamos nos centros de diagnóstico, para os alunos em sala de aula e nos atendimentos clínicos. A realidade aumentada na saúde pode gerar mais precisão diagnóstica e facilitar a melhor abordagem terapêutica.

A realidade aumentada na saúde permite uma combinação em tempo real de imagens nunca antes conseguida, gerando novas possibilidades no diagnóstico de doenças e podendo aumentar a precisão nos procedimentos cirúrgicos. Ou seja, tem potencial para melhorar a qualidade de vida dos pacientes.

A tecnologia é uma grande aliada da telemedicina. Por exemplo, especialistas podem instruir outros médicos à distância em operações mais complexas. Outra vertente é a medicina diagnóstica, pois o paciente pode compreender melhor o diagnóstico e o tratamento recomendado.

Convidamos você a adentrar neste universo para compreender melhor os exames de imagens utilizados na abordagem das DO.

REFERÊNCIAS BIBLIOGRÁFICAS

1. Organização Mundial da Saúde (OMS). Definições de assistência domiciliar. In: Lopes JMC (Org.). Manual de assistência domiciliar na atenção primária à saúde. Porto Alegre: Serviço de Saúde Comunitária do Grupo Hospitalar Conceição, 2003.
2. Martino R, Foley N, Bhogal S, Diamant N, Speechley, Teasell, R. Dysphagia after stroke. incidence, diagnosis, and pulmonary complications. Dysphagia After Stroke.36(12):2756–63.
3. Marin S, Serra-Prat M, Ortega O, Clave P. Healthcare-related cost of oropharyngeal dysphagia and its complications pneumonia and malnutrition after stroke: a systematic review. BMJ Open 2020;10:e031629.
4. Finestone H, AID, Linda S. Greene-Finestone, MSc, RD, Elizabeth S. Wilson, BSc, Robert W. Teasell, AID. Prolonged Length of Stay and Reduced Functional Improvement Rate in Malnourished Stroke Rehabilitation Patients. Arch Phys Med Rehabil. 1996;77:340–5.
5. Takizawa C, Gemmell E, Kenworthy J, Speyer R. A systematic review of the prevalence of oropharyngeal dysphagia in stroke, Parkinson's disease, Alzheimer's disease, head injury, and pneumonia. Dysphagia 2016;31:434-41.
6. Sejdić E, khalifa Y, Mahoney A, Coyle J. Artificial intelligence and dysphagia: novel solutions to old problems. Arq. Gastroenterol. 2020: 57(4): 343-46.
7. Bai X, Song Z, Zhou Y, Wang X, Wang Y, Zhang D. Bibliometrics and Visual Analysis of the Research Status and Trends of Postpartum Depression From 2000 to 2020. Frontiers in Psychology 2021;12.

SUMÁRIO

1 DEGLUTIÇÃO FUNCIONAL 1
Deglutição funcional 7

2 FASES DA DEGLUTIÇÃO E INERVAÇÃO 9
Disfagia orofaríngea 11

3 MÉTODOS INSTRUMENTAIS DE AVALIAÇÃO DA DEGLUTIÇÃO 13
Comparativo entre a videofluoroscopia e a videoendoscopia da deglutição 13
    Videofluoroscopia da Deglutição *13*
    Videoendoscopia da Deglutição *21*
Exame funcional 29
Exame alterado 30
Sensibilidade laríngea 31

4 DISFAGIAS OROFARÍNGEAS 35
Sinais clínicos sugestivos da presença de disfagia 35
Exame funcional x exame alterado 37

5 ACHADOS DOS EXAMES DE VIDEOFLUOROSCOPIA E VIDEOENDOSCOPIA DA DEGLUTIÇÃO 39
O que observar durante o exame de videofluoroscopia da deglutição? 39
    Fases preparatória oral e oral *39*
    Fase faríngea *39*
O que observar durante o exame de videoendoscopia da deglutição? 61
    Fase oral *61*
    Fase faríngea *61*

6 ESTRATÉGIAS TERAPÊUTICAS 69
Posturas de deglutição 69
Manobras de deglutição 76
Posturas de deglutição 79
Manobra de masako 80

7 EXAME AUXILIAR NA AVALIAÇÃO CLÍNICA DA DEGLUTIÇÃO – ANÁLISE ACÚSTICA DA DEGLUTIÇÃO 83
Introdução 83
Ausculta cervical digital 85
Análise dos sons da deglutição 89
Protocolo 90
Discussão 91
Conclusão 93
Anexo 94
Análise acústica da deglutição 97

Índice remissivo 101

Disfagia

Exames por Imagem em Realidade Aumentada

Thieme Revinter

DEGLUTIÇÃO FUNCIONAL

CAPÍTULO 1

O Fonoaudiólogo que atua na área da disfagia deve ter o conhecimento da fisiologia da deglutição para poder avaliar e interpretar os achados dos exames por imagem.

A dinâmica do processo fisiológico da deglutição visa o deslocamento seguro do alimento da cavidade oral em direção ao estômago, possibilitando a nutrição e a hidratação do organismo (Fig. 1-1).[1-3]

Para que este processo ocorra é necessária a integração entre os músculos, nervos cranianos, componentes sensoriais do alimento, funções orofaciais do sistema estomatognático e, além disso, exige a atenção e o processamento adequado da cognição.[4,5] Observe na Figura 1-2 as estruturas anatômicas envolvidas no processo da deglutição.

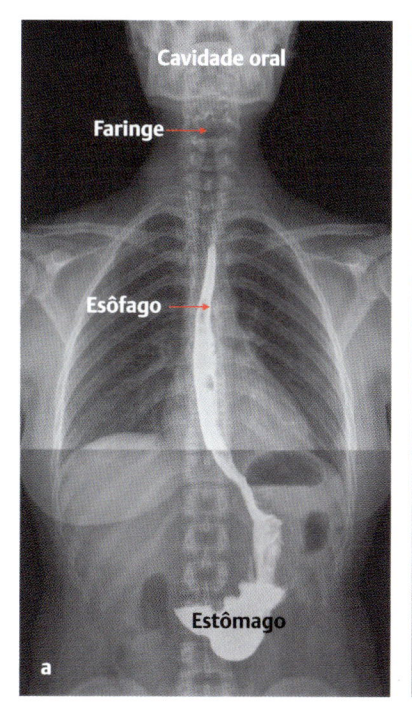

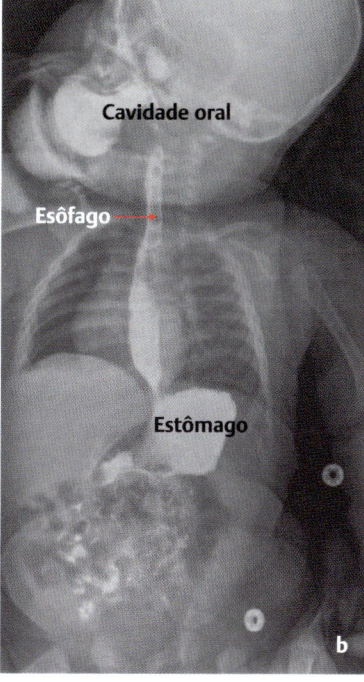

Fig. 1-1. Montagem de duas imagens radiográficas em visão anteroposterior demonstrando o percurso da deglutição desde a cavidade oral até o estômago (**a**) no adulto e (**b**) no bebê.

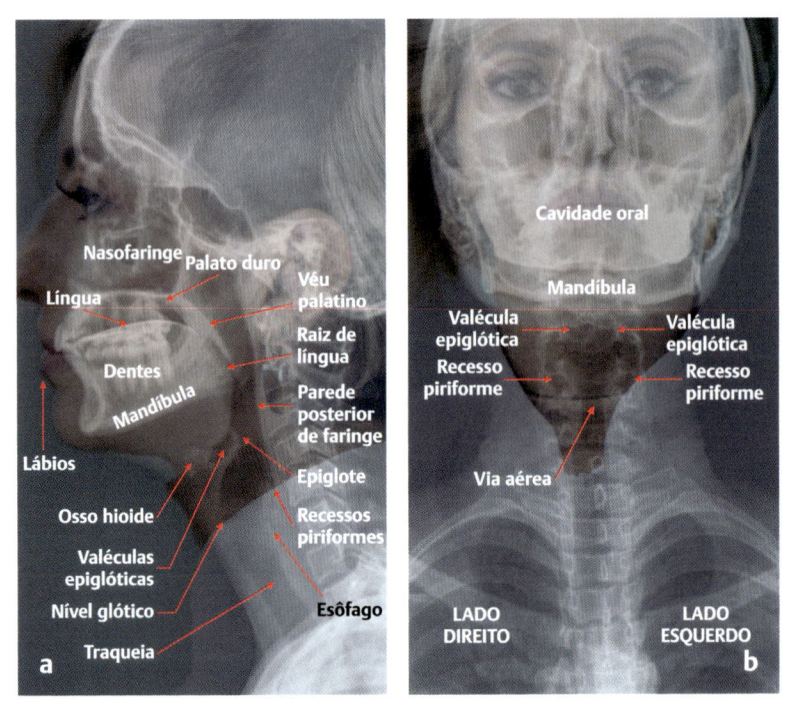

Fig. 1-2. Demonstração das estruturas envolvidas no processo da deglutição nas visões (a) lateral e (b) anteroposterior na imagem radiográfica.

O ato de deglutir é dividido em quatro fases: preparatória oral, oral, faríngea e esofágica,[4] e alguns autores adicionam a **fase antecipatória**,[6,7] isto é, que antecede a chegada do alimento à boca preparando o indivíduo a receber a comida, fazendo referência a vários fatores que podem influenciá-la, tais como: fome, grau de saciedade, ambiente e intenção para se alimentar, estado emocional, utilização de utensílios, gustação, salivação, olfato, textura, coloração e aparência da refeição.

Na **fase preparatória oral** ocorre a introdução do alimento na cavidade oral (Fig. 1-3), e o controle vai depender das consistências alimentares: líquido fino, levemente espessado, extremamente espessado e normal (sólido) (Fig. 1-4).[8] No caso dos sólidos é necessária a mastigação bilateral (Fig. 1-5), auxiliados pela salivação, pela presença de dentes para os processos de incisão, trituração e pulverização, pelo vedamento labial e pelo movimento giratório da língua. Nas consistências alimentares líquida rala e levemente espessado, a manipulação é menor.

Nesta fase os lábios, as bochechas e a parte posterior da língua mantêm o bolo alimentar contido na cavidade oral impedindo que ocorra o escape extraoral,[7] isto é, a saída do alimento pelos lábios ou o escape intraoral pela raiz de língua (parte posterior). Lembrando que nesta fase a via aérea está aberta e o escape intraoral pode ocasionar uma broncoaspiração antes da deglutição. A posição mais baixa do véu palatino ajuda a prevenir que ocorra esta perda prematura do bolo (Fig. 1-3).[7]

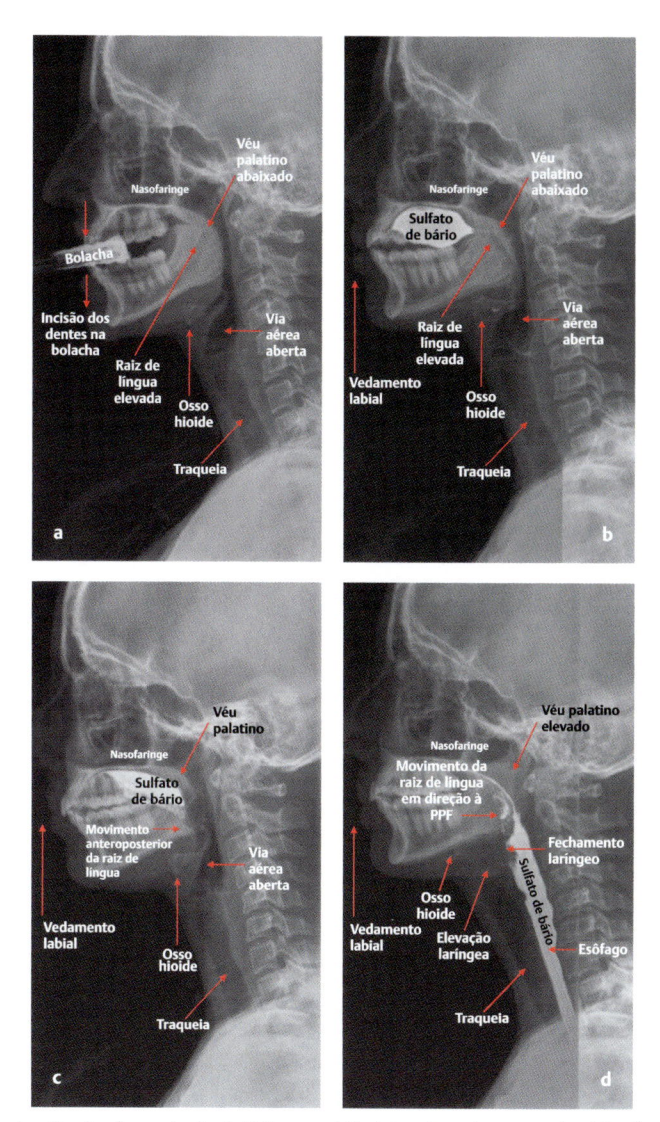

Fig. 1-3. Demonstração das fases da deglutição em visão lateral nas imagens de videofluoroscopia. (**a**) **Fase preparatória oral:** incisão dos dentes na bolacha com a raiz de língua elevada, véu palatino abaixado e via aérea aberta; (**b**) **fase preparatória oral:** bolo alimentar na porção central da língua com a raiz de língua elevada, véu palatino abaixado e via aérea aberta; (**c**) **fase oral:** ejeção do bolo para a região da orofaringe com o movimento anteroposterior de língua e via aérea aberta; (**d**) **fase faríngea:** fechamento do véu palatino, elevação da laringe e do osso hioide, **PPF** = parede posterior de faringe.

Na **fase oral** ocorre o transporte do bolo alimentar da cavidade oral para a orofaringe pela ejeção do movimento anteroposterior da língua. Esse movimento envolve a raiz de língua como ejetor do bolo, a partir do contato com a parede posterior da faringe (Fig. 1-3).[7]

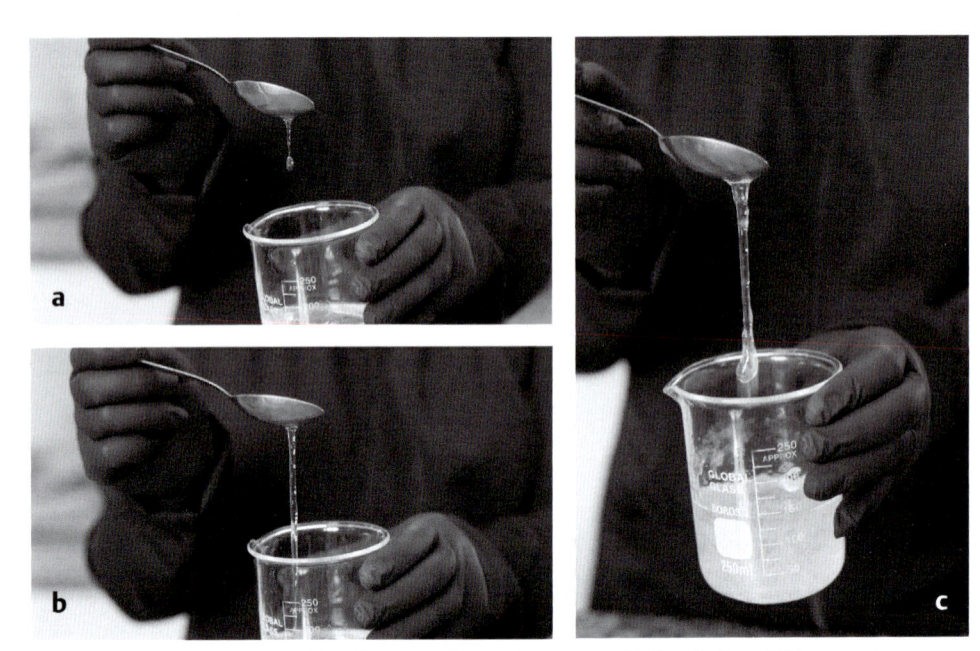

Fig. 1-4. Representação fotográfica das consistências alimentares (**a**) líquido fino; (**b**) levemente espessado; (**c**) extremamente espessado.

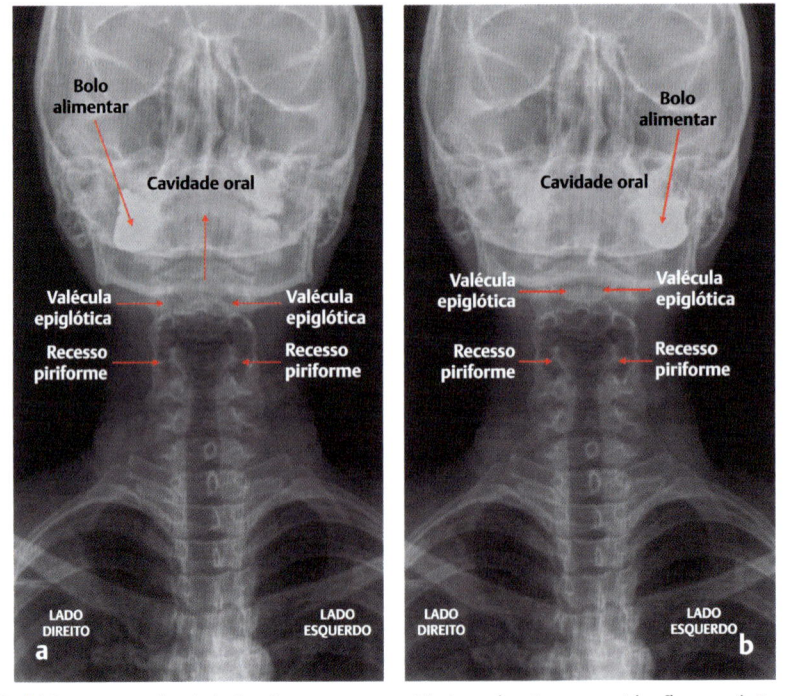

Fig. 1-5. (**a, b**) Demonstração do bolo alimentar em cavidade oral na imagem videofluoroscópica em visão anteroposterior.

Sucede a **fase faríngea** com eventos relevantes: a proteção da via aérea e a passagem do alimento para a faringe.[7] Os Fonoaudiólogos procuram ter mais cautela nesse momento, porém, é importante mencionar que as fases antecedentes e a decorrente também são importantes na interpretação dos exames.

Não há uma concordância na literatura sobre a normalidade do início da fase faríngea, e autores relatam que a falta do início ou o tempo prolongado para o episódio podem ser sinais sugestivos de disfagia orofaríngea.[9]

Vale a pena ressaltar que o volume, a consistência e a temperatura do alimento podem influenciar a região do início da fase faríngea, inclusive em relação aos comandos verbais e a dentição.[10-12]

Sugere-se que o início da fase faríngea ocorre quando a extremidade inicial do bolo alimentar ultrapassa os pilares anteriores das fauces ou quando a extremidade inicial do bolo transita por qualquer ponto entre os pilares anteriores das fauces e o ponto em que a base da língua cruza com a parte posterior do ramo da mandíbula.[4]

Segundo a revisão sistemática, autores concluíram que o início da fase faríngea da deglutição foi observado com maior frequência quando a cabeça do bolo estava até a região posterior do ramo da mandíbula ou nas valéculas epiglóticas ao momento do primeiro sinal de excursão do osso hioide.[13] Houve grande frequência do início da fase faríngea em valéculas epiglóticas, tanto na população assintomática como na sintomática.

Nesta fase ocorre a elevação do véu palatino para impedir o escape para nasofaringe e contribuir para o aumento das pressões oral e faríngea, auxiliando o transporte do bolo.[14] Concomitante, a língua e a contração faríngea atuam na propulsão do bolo por meio de ondas peristálticas da orofaringe para hipofaringe mediante os músculos constritores superior, médio e inferior, conduzindo o alimento ao esôfago.

Em seguida a laringe é elevada e anteriorizada por meio do movimento anterossuperior ocorrendo o fechamento no nível das pregas vocais, seguido das pregas vestibulares e da cartilagem epiglótica em contato com as cartilagens aritenoides completando o fechamento vestibular (Fig. 1-3).[15,16]

Neste momento o bolo alimentar passa pelos recessos piriformes para alcançar o esfíncter esofágico superior (EES), (músculo cricofaríngeo).[7] Logo após, inicia-se a **fase esofágica** pelo relaxamento do EES permitindo a passagem do bolo alimentar em direção ao estômago.[7] Lembrando que a tração anterossuperior do complexo hioide-laringe determina a abertura do EES (Fig. 1-6).

Após a passagem do bolo alimentar pelo EES, a laringe e a faringe retornam a sua posição de repouso fisiológico.[17]

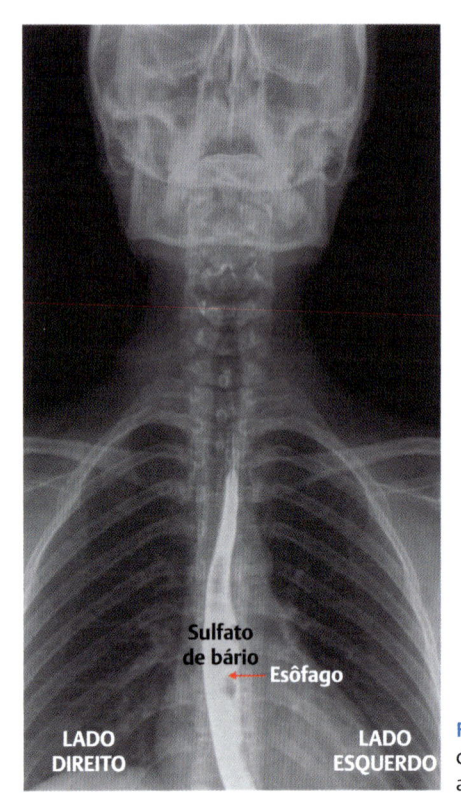

Fig. 1-6. Demonstração da fase esofágica da deglutição na imagem videofluoroscópica em visão anteroposterior.

DEGLUTIÇÃO FUNCIONAL

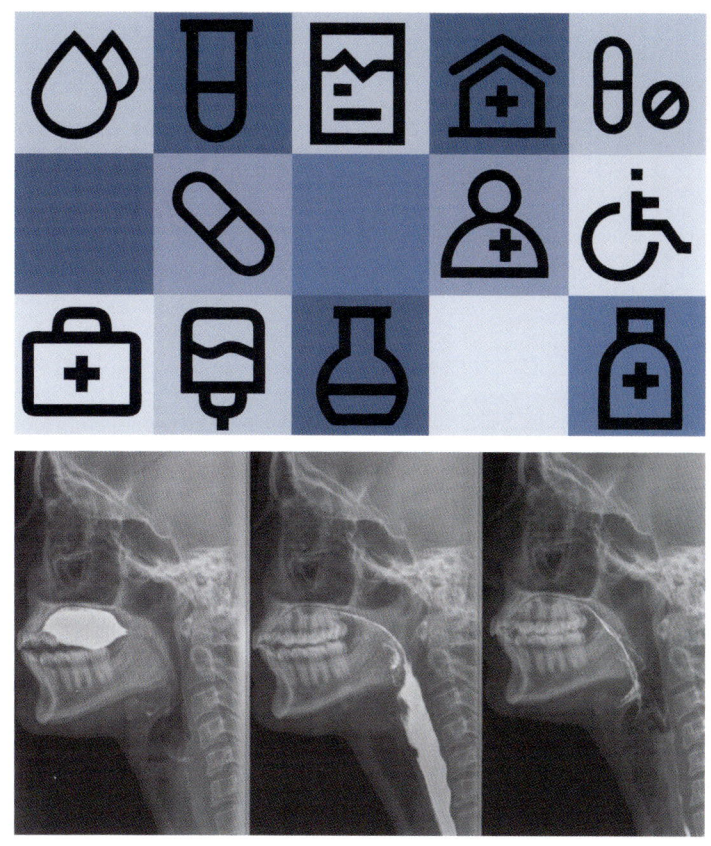

Exame Funcional de Videofluoroscopia da Deglutição com a consistência alimentar normal[8] (bolacha tipo Wafer recoberta com o sulfato de bário espessado) nas visões lateral e anteroposterior.

Esta página tem conteúdo em Realidade aumentada.
Acesse o app IPO Disfagia, clique em começar.
Aponte a câmera do seu smartphone ou tablet para a imagem acima.

REFERÊNCIAS BIBLIOGRÁFICAS

1. Filho EDM, Gomes FG, Furkim AM. Manual de cuidados do paciente com disfagia. São Paulo: Lovise; 2000.
2. Kawai T, Watanabe Y, Tonogi M, Yamane GY, Abe S, Yamada Y, Callan A. Visual and auditory stimuli associated with swallowing: an FMRI study. Bull Tokyo Dent Coll. 2009;50(4):169-81.
3. Ardenghi LG, Signorini AV, Battezini AC, Dornelles S, Rieder CR de M. Ressonância magnética funcional e deglutição: revisão sistemática. Audiol Commun Res. 2015;20(2):167-74.
4. Logemann JA. Evaluation and treatment of swallowing disorders. Austin: College-Hill Press; 1983.
5. Martin RE, MacIntosh BJ, Smith RC, Barr AM, Stevens TK, Gati JS, et al. Cerebral areas processing swallowing and tongue movement are overlapping but distinct: a functional magnetic resonance imaging study. J Neurophysiol. 2004;92(4):2428-43.
6. Leopold NA, Kagel MC. Swallowing ingestion and dysphagia: a reappraisal. Arch Phys Med Reabilit. 1983;64(8):371-3.
7. Corbin-Lewis K, Liss J, Sciortino K. Anatomia clínica e fisiologia do mecanismo de deglutição. 2. ed. Brasil: Cengage Learning; 2008.
8. IDDSI- International Dysphagia Diet Standardisation Initiative.https://ftp.iddsi.org/Documents/Testing_Methods_IDDSI_Framework_Final_31_July2019.pdf. Access in: 06/01/2020
9. Uchimura EMT, Barcelos IHK, Paiva DB, Mourão LF, Crespo JA. Evaluation of the location of capsules swallowed with food during the pharyngeal phase triggering in asymptomatic adults. CoDAS. 2014;26(6):476-80.
10. Almeida RCA, Haguette RCB, Andrade ISN. Deglutição com e sem comando verbal: achados videofluoroscópicos. Rev Soc Bras Fonoaudiol. 2011;16(3):291-7.
11. Palmer JB, Hiiemae KM, Matsuo K, Haishima H. Volitional control of food transport and bolus formation during feeding. Physiol Behav. 2007;91(1):66-70.
12. Yamamoto H, Furuya J, Tamada Y, Kondo H. Impacts of wearing complete dentures on bolus transport during feeding in elderly edentulous. J Oral Rehabil. 2013;40(12):923-31.
13. Zancan M; Luchesi K; Mituuti C, Furkim A. Locais de início da fase faríngea da deglutição: meta-análise. CoDAS. 2017;29(2):1-8.
14. Logemann JA. Critical factors in the oral control needed for chewing and swallowing. J Texture Stud. 2014;45(3):173-9.
15. Ardran GM, Kemp MRCP. The mechanism of swallowing. Proc R Soc Med. 1951;44(12):1038-40.
16. Dantas RO, Kern MK, Massey BT, Dodds WJ, Kahrilas J, Brasseur JG, et al. Effect of swallowed bolus variables on oral and pharyngeal phases of swallowing. Am J Physiol. 1990;258:675-81.
17. Shaker R. Functional relationship of the larynx and the upper GI tract. Dysphagia. 1993;8(4):326-330.

FASES DA DEGLUTIÇÃO E INERVAÇÃO

CAPÍTULO 2

No ser humano os nervos cranianos agrupam-se em 12 pares, e dentre eles, seis são responsáveis pelo processo de deglutição: o nervo trigêmeo (V), o nervo facial (VII), o nervo glossofaríngeo (IX), o nervo vago (X), o nervo acessório (XI) e o nervo hipoglosso (XII) (Fig. 2-1).

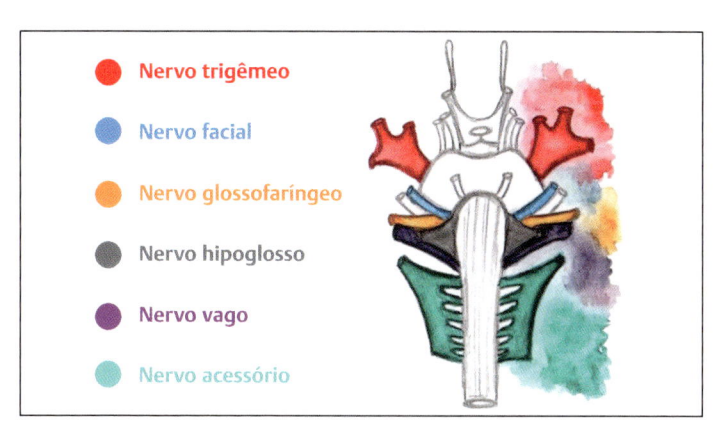

Fig. 2-1. Desenho ilustrativo dos seis nervos cranianos no tronco encefálico. (Ilustração da Janaína de Alencar Nunes) (2022).

O **nervo trigêmeo** atua nas **fases preparatória oral, oral e faríngea da deglutição**,[1] desde a sensibilidade intraoral, relacionada com a temperatura e viscosidade auxiliando na depuração oral eficiente e, prevenindo o escape extra e intraoral (perda prematura), sucedendo a mastigação com os movimentos giratórios da mandíbula e ação dos dentes para degradação do alimento juntamente com a atuação dos músculos mastigatórios. Na fase faríngea há o fechamento do músculo tensor do véu palatino evitando o escape para a nasofaringe até a atuação dos músculos supra-hioides, auxiliando na elevação laríngea.[2,3]

No processo da deglutição, o **nervo facial** atua nas **fases preparatória oral, oral e faríngea da deglutição**,[1] desde a sensibilidade gustativa dos dois terços anteriores da língua pelas papilas gustativas, à atuação da musculatura facial e à elevação laríngea.

O músculo bucinador aplana as bochechas e mantém o alimento em contato com os dentes, o orbicular da boca realiza a sucção e a contenção oral do alimento na cavidade oral.

O elevador do ângulo da boca eleva o ângulo oral e comprime os lábios, essa compressão pode auxiliar um adequado vedamento labial durante a deglutição evitando o escape extraoral.[4] Os lábios são mantidos vedados pelas ações do orbicular da boca, do bucinador, do risório, do depressor do lábio inferior e do elevador do lábio superior.[5] Na função da mastigação, o elevador e o abaixador do ângulo da boca juntamente com o elevador do lábio superior, o depressor do lábio inferior, os zigomáticos e o mentual movem os lábios em conjunto em movimento coordenado com a mandíbula e a língua.[6]

O **nervo glossofaríngeo** atua nas **fases oral e faríngea da deglutição**,[1] desde a sensibilidade gustativa de um terço posterior da língua, da sensibilidade da mucosa da orofaringe (auxiliando na depuração oral e faríngea para diminuição dos resíduos), da sensibilidade das tonsilas palatinas, dos pilares das fauces desencadeando estímulos para iniciar a fase faríngea e da sensibilidade dos dois terços posteriores da língua até parte motora da faringe.

O **nervo vago** atua nas **fases faríngea e esofágica da deglutição** na resposta de proteção das vias aéreas, evitando a penetração laríngea e a aspiração traqueal a partir da sensibilidade supra e infraglótica, no fechamento do véu palatino para evitar o escape para a nasofaringe, na ação dos músculos laríngeos para adução das pregas vocais durante a deglutição e na constrição da faringe para a contração progressiva adequada dos alimentos até a passagem do bolo alimentar no limite entre a faringe e o esôfago, ou seja, no esfíncter esofágico superior.[1]

O **nervo acessório** (espinhal) atua na **fase faríngea da deglutição** auxiliando no fechamento do véu palatino, evitando o escape para a nasofaringe; na adução das pregas vocais pelos músculos da laringe, protegendo as vias aéreas; e na própria deglutição para o posicionamento do pescoço.[1]

Finalmente o **músculo hipoglosso** é de grande importância para a mastigação, higiene oral e a alimentação. No processo da deglutição atua intensamente nas **fases preparatória oral, oral e faríngea da deglutição**,[1] desde os movimentos para a preparação, o canolamento na linha média da língua e a mastigação com a manipulação e a formação do bolo alimentar na porção central da língua com o contato no palato duro. Na depuração oral, na higiene oral com movimentos da ponta de língua nos sulcos anterior e laterais e a propulsão posterior do bolo alimentar até a participação da elevação laríngea.

DISFAGIA OROFARÍNGEA

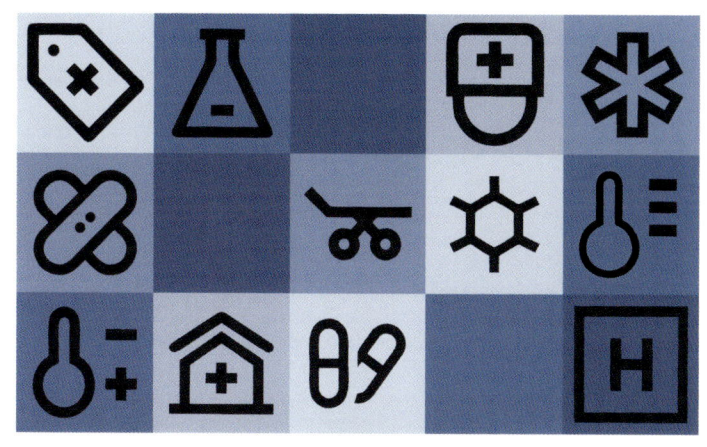

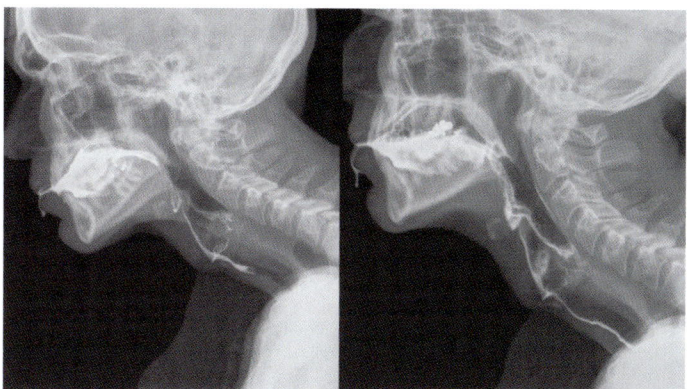

Exame de Videofluoroscopia da Deglutição na visão lateral com a consistência alimentar levemente espessado (sulfato de bário líquido puro) apresentando na Escala do Grau de Aspiração Traqueal a Classificação Grave:[7,8] broncoaspiração acima de 25,0% do volume ofertado e na Escala de Penetração Laríngea e Aspiração Traqueal o Nível 7:[9] contraste passa o nível glótico, com resíduo no nível infraglótico, apesar de o paciente responder.

*Esta página tem conteúdo em Realidade aumentada.
Acesse o app IPO Disfagia, clique em começar.
Aponte a câmera do seu smartphone ou tablet para a imagem acima.*

REFERÊNCIAS BIBLIOGRÁFICAS

1. Logemann JA. Evaluation and treatment of swallowing disorders. Austin: College-Hill Press; 1983.
2. Filho EDM, Gomes FG, Furkim AM. Manual de cuidados do paciente com disfagia. São Paulo: Lovise; 2000.
3. Jotz GP, Angelis EC, Barros APB. Tratado da deglutição e disfagia: No adulto e na criança. Rio de Janeiro: Revinter; 2009.
4. Perlman AL, Schulze-Delrieu KS. Deglutition and its disorders: Anatomy, physiology, clinical diagnosis and management. San Diego: Singular Publishing Group Inc, 1997. p. 15-97.
5. Sperber GH. Clinically oriented anatomy. J Anat. 2006;208(3):393.
6. Corbin-Lewis K, Liss JM, Sciortino KL, Anatomia clínica e fisiologia do mecanismo da deglutição. São Paulo: Cengage Learning; 2009.
7. IDDSI- International Dysphagia Diet Standardisation Initiative.https://ftp.iddsi.org/Documents/Testing_Methods_IDDSI_Framework_Final_31_July2019.pdf. Acesso em: 06/01/2020
8. Frederick MG, Ott DJ, Grishaw EK, Gelfand DW, Chen MY. Functional abnormalities of the pharynx: a prospective analysis of radiographic abnormalities relative to age and symptoms. AJR Am J Roentgenol. 1996;166(2):353-7.
9. Rosenbek JC, Robbins JA, Roecker EB, Coyle JL, Wood JL. A penetration-aspiration scale. Dysphagia. 1996;11(2):93-8.

MÉTODOS INSTRUMENTAIS DE AVALIAÇÃO DA DEGLUTIÇÃO

Apesar da existência de uma gama de técnicas de imagem para a avaliação da deglutição, como a Ultrassonografia,[1] o Sonar Doppler (capítulo 7),[2] a Ressonância Magnética Funcional,[3] dentre outras, neste capítulo serão abordados os exames de Videofluoroscopia e a Videoendoscopia da Deglutição por serem mais utilizados na prática.

Ambos não são indicados para pacientes sonolentos ou muito agitados e com rebaixamento do nível de consciência, pois precisam seguir instruções durante os exames. As avaliações complementares podem ser realizadas paralelas à avaliação clínica da deglutição.

COMPARATIVO ENTRE A VIDEOFLUOROSCOPIA E A VIDEOENDOSCOPIA DA DEGLUTIÇÃO

Videofluoroscopia da Deglutição

A Videofluoroscopia da Deglutição também conhecida usualmente como Videodeglutograma,[4] Estudo da Deglutição no Raios X, entre outras nomenclaturas, foi desenvolvida por Logemann na década de 1980.[5]

Consiste em uma imagem radiográfica dinâmica em tempo real gerada pelo fluoroscópio, que compreende em um aparelho de Raios X Telecomandado e uma tela que captura as imagens em, no mínimo, 30 *frames* por segundo, o que permite gravação com alta qualidade. Pode ser registrado no computador, que possibilita a visualização da fisiologia e da anatomia das estruturas envolvidas no processo da deglutição.[5-7]

O exame de Videofluoroscopia fornece informações relevantes e de extrema importância para o Fonoaudiólogo, que pode utilizar diferentes consistências e volumes alimentares, realizar posturas e manobras facilitadoras da deglutição nas visões lateral e anteroposterior com o objetivo de avaliar a melhor estratégia de reabilitação e/ou de compensação para uma ingestão via oral segura do paciente disfágico e indicar via alternativa de alimentação.[8]

Com esse exame é possível visualizar a fisiologia da deglutição, desde a cavidade oral até o esôfago; fornece o *feedback* visual para o paciente e Equipe Multiprofissional, e pode ser realizado em todas as faixas etárias, desde bebê ao idoso (Fig. 3-1). Além disso, o exame quantifica e identifica o momento da broncoaspiração (antes, durante ou após a deglutição), os locais de resíduos, o *clearance* e avalia até quatro consistências alimentares em volumes diferentes.[9,10]

CAPÍTULO 3

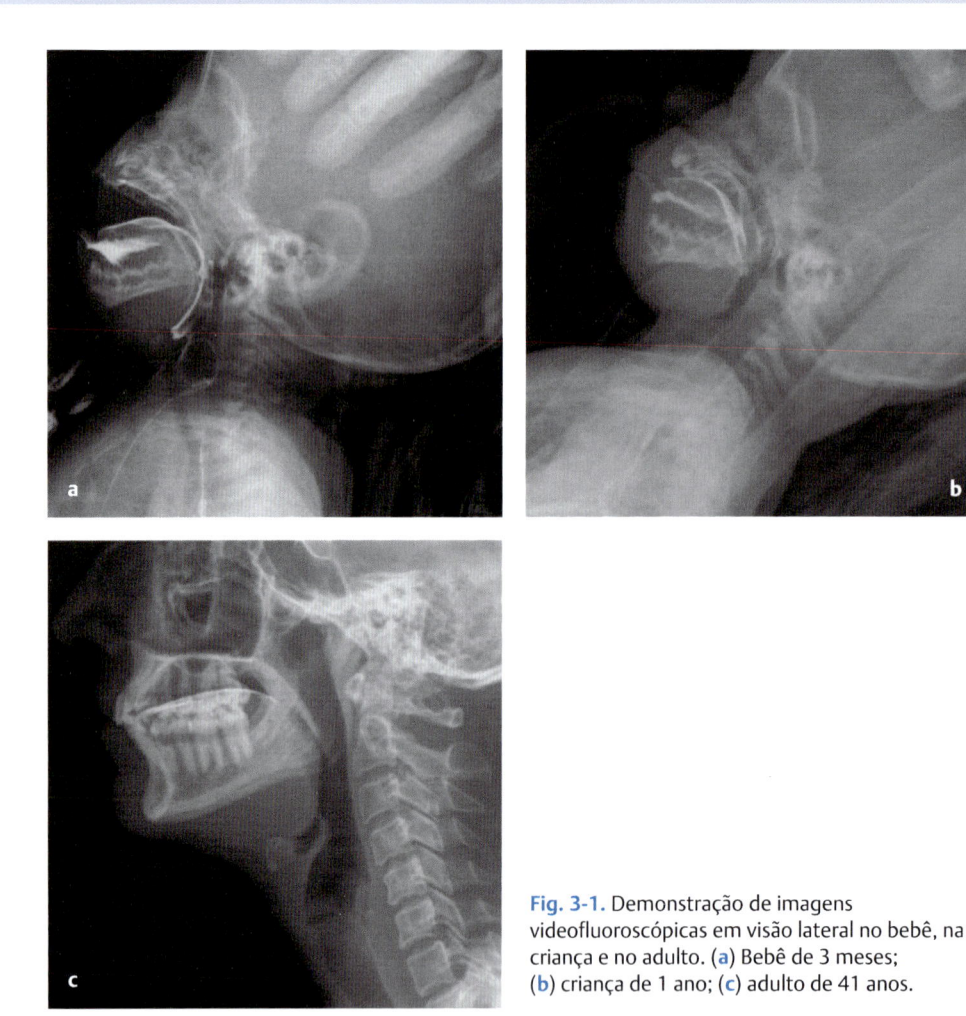

Fig. 3-1. Demonstração de imagens videofluoroscópicas em visão lateral no bebê, na criança e no adulto. (a) Bebê de 3 meses; (b) criança de 1 ano; (c) adulto de 41 anos.

No entanto, o exame possui como desvantagens a exposição à radiação, requerimento da fluoroscopia, impossibilidade no transporte do aparelho de Raios X, subjetividade na análise pelos examinadores, dificuldade na obtenção das imagens em pacientes com alterações anatômicas (Fig. 3-2), amostra limitada da função da deglutição que pode não ser uma representação precisa da função típica do momento das refeições, e não avalia a consistência alimentar seca e a sensibilidade laríngea.[11]

Embora o exame seja fácil de ser executado, requer treinamento e experiência do Fonoaudiólogo.[12]

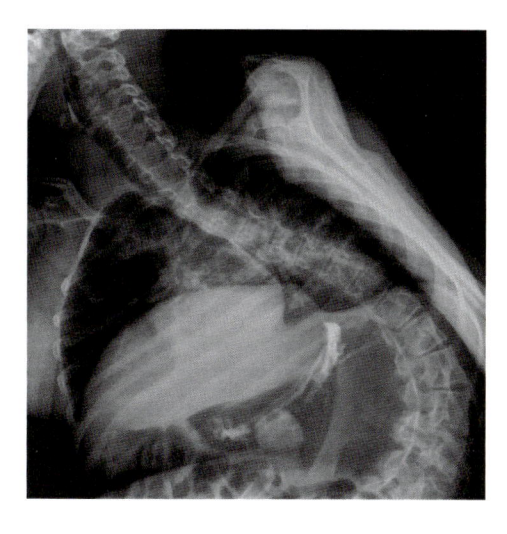

Fig. 3-2. Demonstração de imagem videofluoroscópica em visão anteroposterior com paciente apresentando alteração anatômica.

Antes do Exame de Videofluoroscopia

Previamente ao exame os pacientes são agendados e orientados sobre o jejum de, no mínimo, 6 horas, para promover o esvaziamento gástrico, e sugere-se uma alimentação leve na última refeição.

Nos casos de criança, paciente portador de doença neurológica com limitações neuromotoras e cognitivas, devem ir, obrigatoriamente, acompanhadas por responsável ou cuidador.

No momento do exame, a Equipe de Enfermagem do Setor do Raios X Contrastado orienta o paciente a retirar os adornos, roupas que possuam botões no nível da visão do exame e a colocar um avental para não sujar a vestimenta.

O Fonoaudiólogo, em conjunto com o Médico e o Técnico de Radiologia, realiza uma anamnese com questões relacionadas: à queixa principal, motivo do exame, diagnóstico médico, medicações, alimentação (consistências e via de alimentação) e sobre perda de peso não intencional nos últimos 3 meses. Também é questionado sobre alergia ao sulfato de bário.

Com a utilização do sulfato de bário líquido da marca disponível para cada hospital, o Fonoaudiólogo é o responsável por preparar as consistências alimentares a serem avaliadas (Quadro 3-1 e Fig. 3-3).[13]

Quadro 3-1. Demonstração de como Preparar as Consistências Alimentares e os Volumes Ofertados

Consistências alimentares	Como preparar	Volumes ofertados
Líquido fino[13]	Sulfato de bário líquido + água mineral sem gás (50%/50%)	5-10 mL – gole livre
Levemente espessado[13]	Sulfato de bário líquido puro	5-10 mL – gole livre
Extremamente espessado[13]	Sulfato de bário líquido + 1 sachê de espessante alimentar com goma xantana	3 colheradas (10 mL cada)
Normal (sólida)[13]	Bolacha tipo Wafer recoberta com o sulfato de bário na consistência extremamente espessado	3 mordidas

mL: mililitro

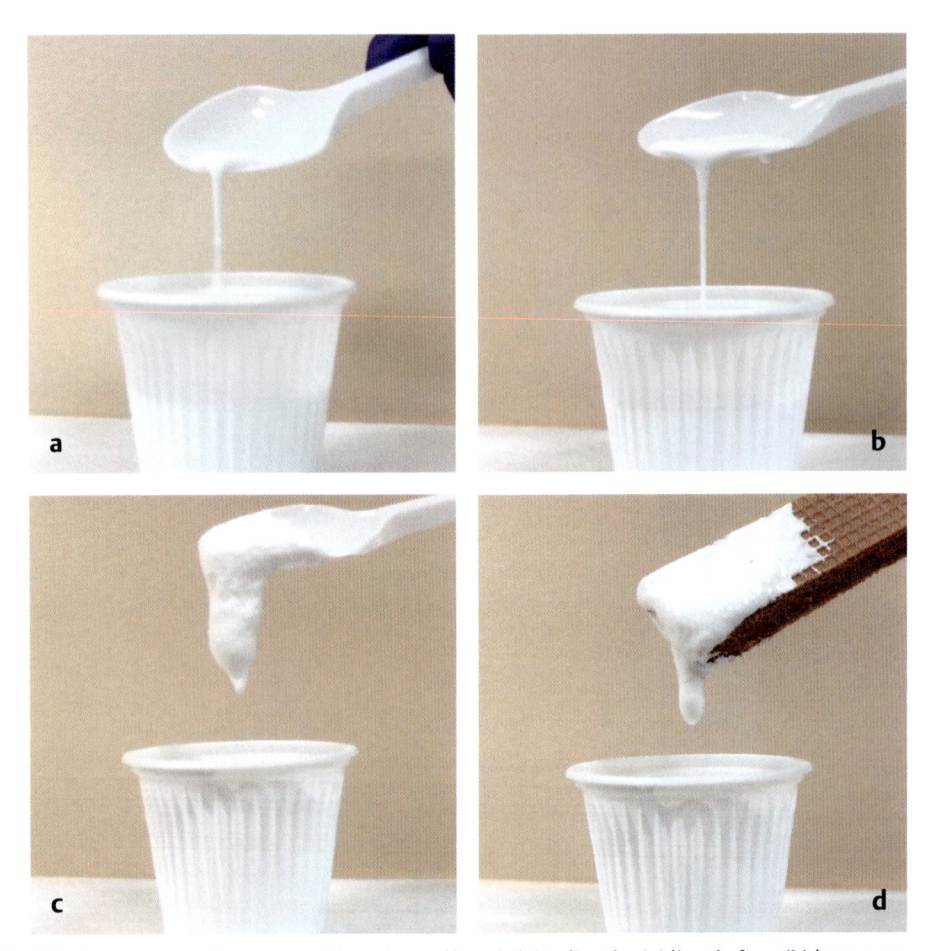

Fig. 3-3. Consistências alimentares utilizando o sulfato de bário líquido: (**a**) líquido fino; (**b**) levemente espessado; (**c**) extremamente espessado e (**d**) normal com o sulfato de bário líquido (bolacha tipo Wafer).

Sugerimos a avaliação mínima de três deglutições de cada consistência e volume alimentar. Importante mencionar que a ordem das consistências oferecidas será a que o paciente menos referiu queixas de engasgos, evitando assim o risco de broncoaspiração logo na primeira deglutição.

Em seguida, o paciente é orientado e posicionado para o exame em visão lateral.[14] É possível colocá-lo em pé ou sentado na cadeira plástica do setor, na cadeira de rodas, na maca ou no bebê conforto, levemente reclinado, com as necessárias adaptações (Fig. 3-4). Importante lembrar que o paciente deve estar na postura habitual nas refeições em casa.

Em relação aos equipamentos de proteção radiológica, o avental de chumbo, o colar protetor de tireoide e os óculos plumbíferos são itens essenciais e obrigatórios para o acompanhante e/ou o profissional que será responsável em ofertar as consistências alimentares (Fig. 3-5).[14,15]

MÉTODOS INSTRUMENTAIS DE AVALIAÇÃO DA DEGLUTIÇÃO

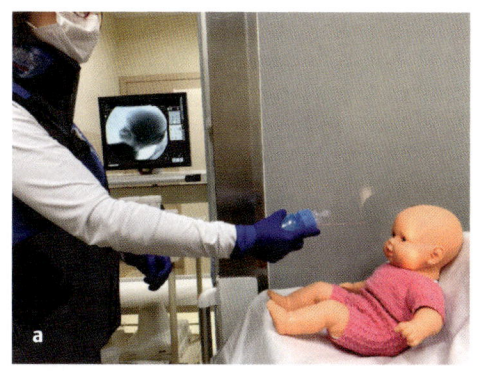

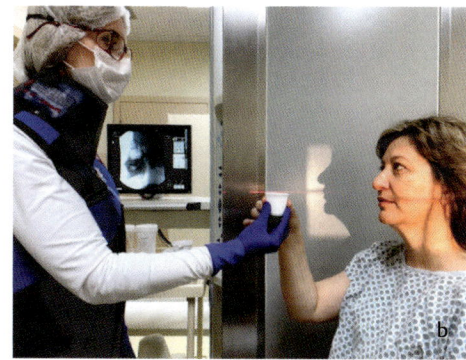

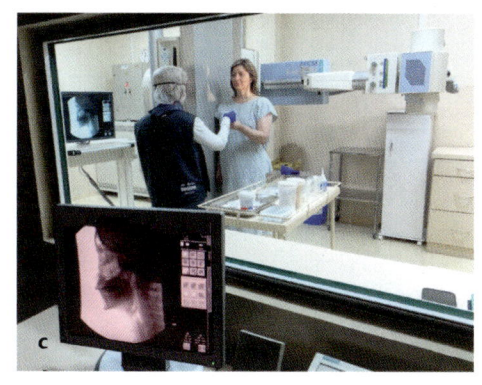

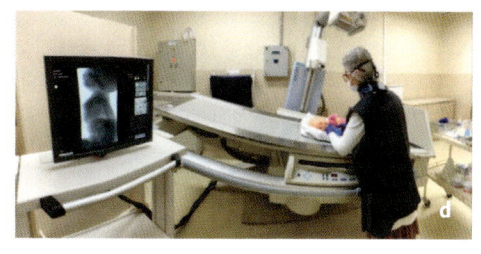

Fig. 3-4. Possíveis posições para o exame de videofluoroscopia da deglutição. (**a**) Bebê conforto; (**b**) sentado na cadeira; (**c**) em pé; (**d**) inclinado.

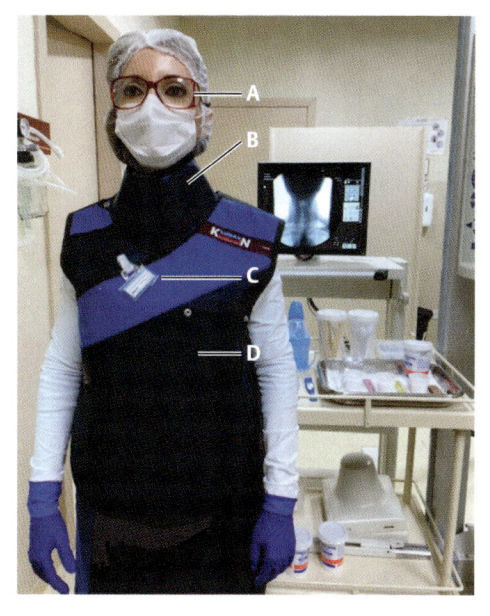

Fig. 3-5. Equipamentos de proteção radiológica para o exame de videofluoroscopia da deglutição: *A.* Óculos plumbíferos; *B.* colar protetor de tireoide; *C.* dosímetro; *D.* avental de chumbo.

Para o registro e controle da radiação recebida pelo profissional durante o seu período de trabalho no Raios X é utilizado o dosímetro individual na altura do tórax sobre o avental de chumbo (Fig. 3-5). O dosímetro é um equipamento importante para medir a exposição à radiação e prevenir quaisquer danos contra a saúde do profissional.

Durante o Exame de Videofluoroscopia

A oferta das consistências alimentares pode ser realizada com o uso de utensílios como: colher, copo descartável de plástico, canudo ou seringa. Nos casos de recém-nascidos e crianças, deve-se atentar de solicitar os utensílios pessoais – mamadeira, copo com bico, colher de silicone e garrafa (Fig. 3-6). Se o bebê estiver sendo amamentado no seio materno, a mãe deverá levar o leite humano na mamadeira. Em situações de dieta restrita, o responsável deverá levar o alimento ou a fórmula infantil para acrescentar o sulfato de bário líquido.

O Fonoaudiólogo, o responsável ou o próprio paciente pode realizar a oferta das consistências alimentares. Deve-se previamente orientar o indivíduo a não se movimentar muito, posicionar o copo sempre na frente (evitar colocar a mão no foco da imagem/da luz da colimação), e a comer da mesma maneira que se alimenta em casa, para que o exame se assemelhe do mais real possível (Fig. 3-7).

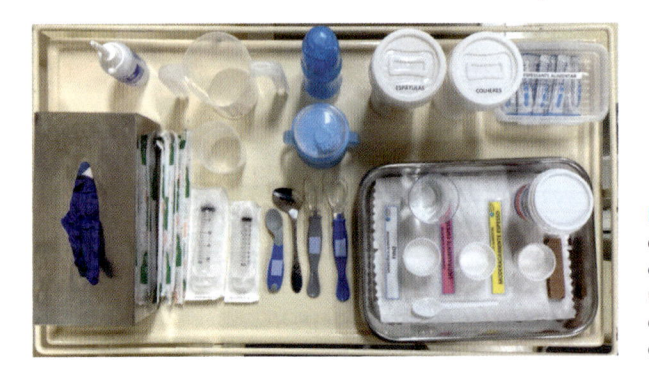

Fig. 3-6. Utensílios para o exame de videofluoroscopia da deglutição: copos com recorte de nariz; mamadeira; copo com bico; canudos; seringas; colheres; copo descartável de plástico (50 mL).

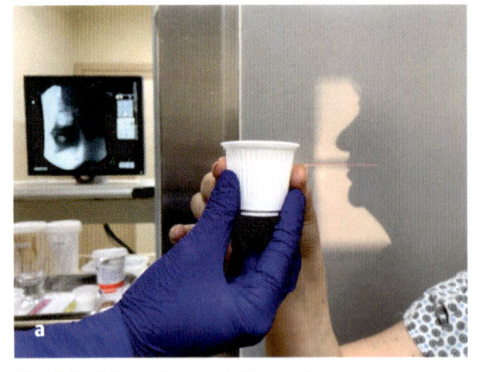

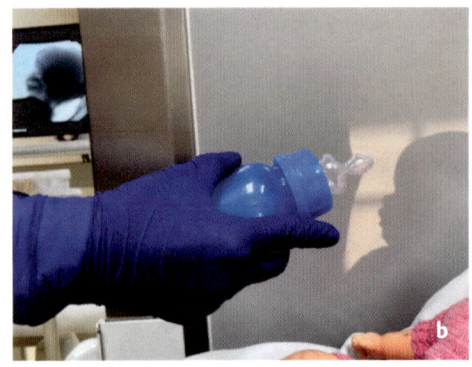

Fig. 3-7. Oferta da consistência alimentar no exame de videofluoroscopia da deglutição com o foco da luz da colimação. (**a**) Oferta no copo descartável de plástico; (**b**) oferta na mamadeira.

Logo, os hábitos alimentares e a particularidade do indivíduo, como: os utensílios, o volume, a velocidade, o comando verbal, as posturas ou as manobras de deglutição devem ser mantidas durante o exame. Não é necessário retirar as próteses dentárias.

Usualmente, inicia-se o exame com a visão lateral, mas também pode-se realizar com a visão anteroposterior.[5] É possível observar o campo visual anatômico no monitor delimitado anteriormente pelos lábios, posteriormente pela coluna cervical, superiormente pelo palato duro e inferiormente pela bifurcação de via aérea e esôfago (Fig. 3-8).[16,17]

Após a oferta das consistências alimentares, o paciente é posicionado em visão anteroposterior para complementar os dados obtidos, e para visualizar com maior nitidez as assimetrias e os resíduos alimentares em valéculas epiglóticas e em recessos piriformes.[5] Nesta visão também é possível obter informações sobre a adução das pregas vocais e o trânsito esofágico (Fig. 3-9). O campo visual anatômico é delimitado lateralmente pelos recessos piriformes, superiormente pela cavidade oral e inferiormente pela traqueia e esôfago (Fig. 3-8).

No exame, o médico radiologista faz uso da fluoroscopia para observar a imagem real da deglutição e para o registro final. Preserva-se a última imagem radiografada de cada consistência alimentar ofertada, porém, durante o exame é possível radiografar, por exemplo, o momento da broncoaspiração ou outro achado interessante no decorrer do exame. Os exames ficam registrados e gravados no sistema para posteriormente serem analisados.

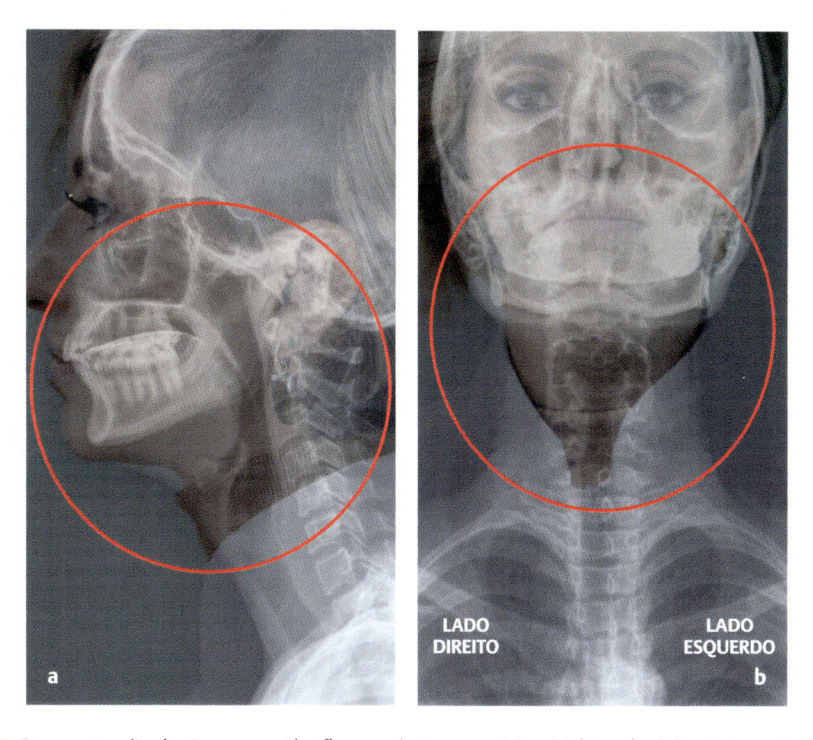

Fig. 3-8. Demonstração das imagens videofluoroscópicas em visões (a) lateral e (b) anteroposterior com a delimitação do campo visual anatômico demarcado com o círculo vermelho.

O tempo total do exame, desde a entrada do paciente na sala até a sua saída varia de até 5 minutos e o de radiação, em média, 2 minutos.

Na sala de comando do Raios X, a equipe visualiza e se comunica verbalmente com o paciente (Fig. 3-10). Com o uso do interfone viva voz, os profissionais podem intervir no exame e solicitar a troca das consistências alimentares, testar as posturas e as manobras de proteção de via aérea e de limpeza.

Na situação em que o paciente apresentar broncoaspiração substancial, náusea, vômito ou qualquer instabilidade clínica, o exame é interrompido. Importante mencionar que, no caso de ocorrer broncoaspiração severa, é indicado realizar um Raios X do tórax para avaliação médica e acompanhamento clínico, se possível (Fig. 3-11). Mas caso precise de aspiração traqueal, a Equipe da Enfermagem realiza os procedimentos necessários.

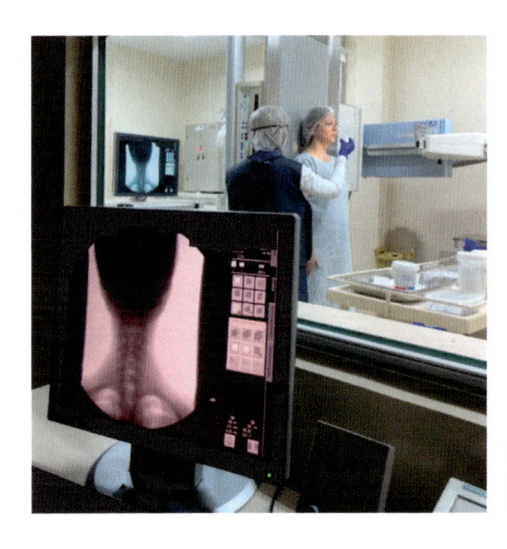

Fig. 3-9. Representação fotográfica do paciente em visão anteroposterior no exame de videofluoroscopia da deglutição.

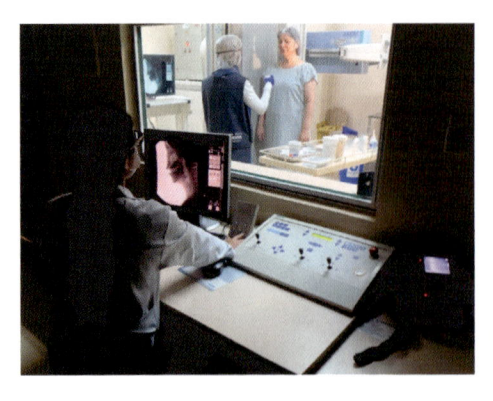

Fig. 3-10. Sala de comando no exame de videofluoroscopia da deglutição.

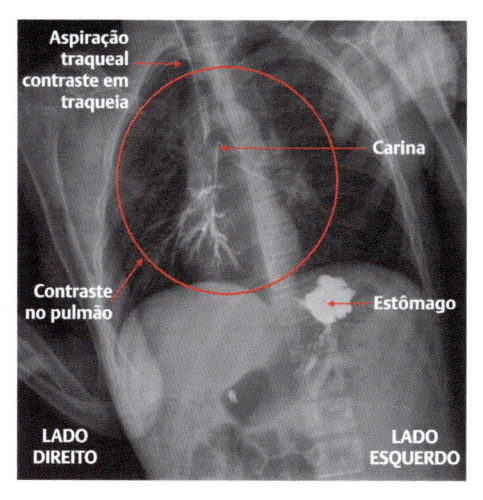

Fig. 3-11. Demonstração da imagem de raios x de tórax na visão anteroposterior apresentando a broncoaspiração do contraste de sulfato de bário no pulmão.

Após o Exame de Videofluoroscopia

O Fonoaudiólogo, juntamente com a equipe informa, sobre os achados do exame, a adequada postura ou manobra de deglutição e a melhor consistência alimentar para uma via oral segura. Além disso, o Fonoaudiólogo orienta o cuidador e/ou familiar como, por exemplo: evitar distrações (desligar televisão, conversas paralelas), manter as próteses dentárias adaptáveis, comer devagar, colocar pequenas quantidades de alimento na boca e mastigar bem os alimentos.

É relevante informar ao paciente que o exame representa um momento único da deglutição, mas que, na sua residência, o mesmo pode apresentar sinais de aspiração traqueal, que não foi possível visualizar durante o exame.[18]

Após, é realizado o laudo juntamente com a Equipe.

Videoendoscopia da Deglutição

A Videoendoscopia da Deglutição foi descrita por Langmore, Schatz e Olsen (1988) como avaliação endoscópica por fibra óptica da segurança da deglutição conhecido por *FEES®: Fiberoptic Endoscopic Evaluation of Swallowing para* identificar a aspiração traqueal em pacientes neurológicos e determinar uma via oral segura.[19]

Consiste em uma imagem superior da região laringofaríngea realizado pelo médico Otorrinolaringologista por meio do aparelho endoscópico de fibra óptica denominada nasolaringofibroscópio flexível registrada no computador, que possibilita a visualização da fisiologia e da anatomia da fase faríngea da deglutição.[20-23]

As vantagens da Videoendoscopia da Deglutição são que, por ser portátil, é executada em qualquer ambiente – ambulatório, leito hospitalar (Unidades de Terapia Intensiva e Enfermarias) ou domiciliar; pouco invasiva, testa variadas consistências e volumes alimentares, não usa contraste e não expõe o doente à radiação.[24]

Além do mais, obtém informações estruturais da região das vias aéreas e digestivas superiores, permitindo avaliar a coloração laríngea, a sensibilidade da laringe, da faringe e do véu palatino. As desvantagens são que avalia apenas o antes e o após da deglutição, não avalia a transição faringoesofágica, apresenta dificuldade em quantificar a aspiração traqueal, em executar nas crianças, nas pessoas especiais com agitação severa ou distúrbios graves do movimento e com obstrução bilateral das passagens nasais.[19,25-27]

Antes do Exame de Videoendoscopia

Os pacientes são previamente agendados e orientados sobre o jejum de no mínimo 6 horas, para dar tempo do esvaziamento gástrico, e com a última refeição leve. No dia do exame, no Setor da Otorrinolaringologia, o Fonoaudiólogo e o Médico Otorrinolaringologista realizam uma anamnese sobre: a queixa principal do paciente, o porquê de estar realizando o exame, o diagnóstico, as medicações, as questões sobre a alimentação, qual o melhor e o pior alimento (associando com as consistências alimentares), se utiliza alguma via de alimentação e se apresentou perda de peso sem motivo nos últimos 3 meses.

Neste momento, o Fonoaudiólogo realiza as consistências alimentares a serem avaliadas (Quadro 3-2),[13] utilizando o corante inorgânico de anilina azul para contrastar com a coloração rosada da mucosa e as colocam em ordem da oferta (Fig. 3-12). Da mesma forma da Videofluoroscopia, iniciando com a consistência alimentar que o paciente menos referiu queixa para evitar a broncoaspiração na primeira deglutição.

Quadro 3-2. Demonstração de como Preparar as Consistências Alimentares e os Volumes Ofertados

Consistências alimentares	Como preparar	Volumes ofertados
Líquido fino[13]	Água mineral sem gás com anilina azul	5-10 mL – gole livre
Levemente espessado[13]	Água mineral sem gás com anilina azul + dois sachês de espessante alimentar com goma xantana	5-10 mL – gole livre
Extremamente espessado[13]	Água mineral sem gás com anilina azul + três sachês de espessante alimentar com goma xantana	3 colheradas (10 mL cada)
Normal (sólida)[13]	Bolacha tipo Wafer recoberta com a consistência extremamente espessado	3 mordidas

mL: mililitro

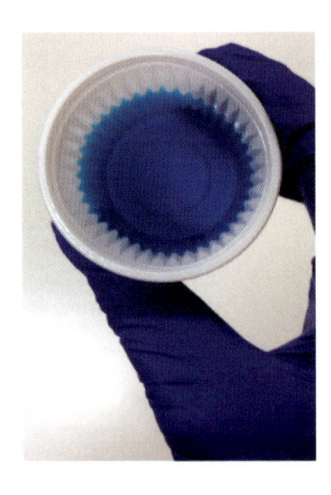

Fig. 3-12. Consistência alimentar líquido fino corada com anilina azul.

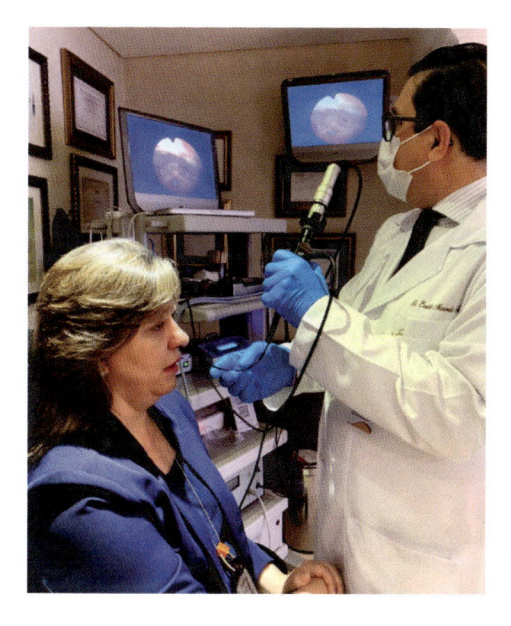

Fig. 3-13. Posição para o exame de videoendoscopia da deglutição.

Em seguida, o mesmo é posicionado sentado na cadeira e orientado sobre o exame. Quando realizado no leito, é posicionado com o decúbito o mais elevado possível (Fig. 3-13).

Durante o Exame de Videoendoscopia da Deglutição

Não é utilizado anestésico nem vasoconstritor tópico, para não interferir na sensibilidade laringofaríngea. O fibroscópio é introduzido em uma das fossas nasais, preferencialmente pelo meato médio, e progredido até acima do esfíncter velofaríngeo durante a deglutição espontânea de saliva (Figs. 3-14 e 3-15). Neste momento pode-se observar se há presença de saliva nesta região.

Por deflexão inferior do aparelho, é possível observar a raiz da língua, as valéculas epiglóticas, as paredes laterais e posterior da faringe, os recessos piriformes e a laringe (Fig. 3-16). Observar a mobilidade das pregas vocais durante a deglutição espontânea de saliva ou durante a fala. Se houver resíduo salivar, é solicitado pigarro com deglutições múltiplas para limpeza (Fig. 3-17).

Pode ser testada a sensibilidade laríngea por meio do toque com a extremidade distal do fibroscópio nas pregas vocais, cartilagens aritenoides e pregas vestibulares, permitindo a observação da ocorrência de adução glótica e tosse reflexa – considerada presente (normal ou diminuída) e ausente (Fig. 3-18).[19,25,27,28]

A sensibilidade da região orofaríngea é um aspecto de extrema importância no processo de deglutição e a falta dela pode resultar em consequências importantes. O paciente com hipossensibilidade pode apresentar atraso no trânsito oral, atraso no disparo do reflexo de deglutição e diminuição do reflexo de tosse, podendo levar a uma alta incidência de escape prematuro do alimento para a faringe com probabilidade de penetração laríngea e/ou aspiração traqueal/broncoaspiração silente.[29] Com isso, a chance deste paciente desenvolver pneumonia é alta, o que consequentemente pode levar ao óbito.[30]

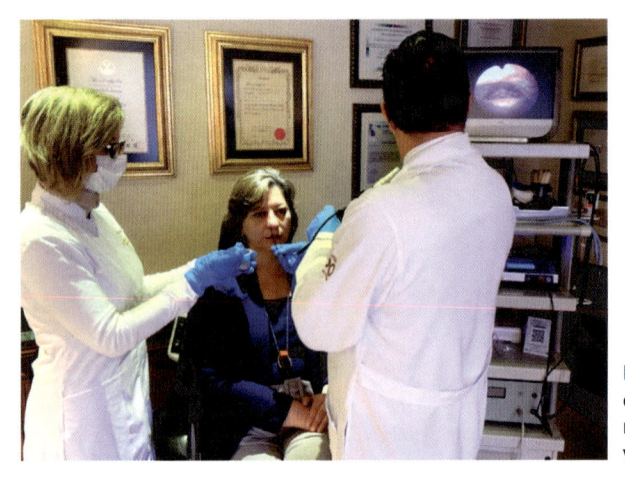

Fig. 3-14. Representação fotográfica do médico Otorrinolaringologista realizando o exame de videoendoscopia da deglutição.

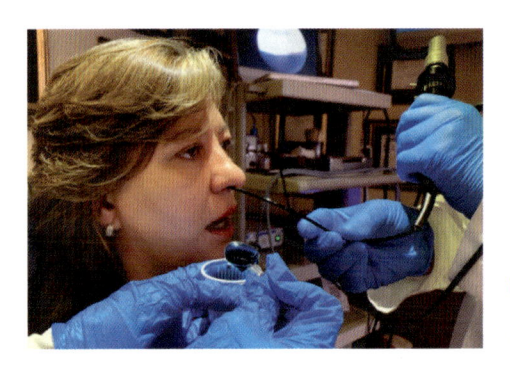

Fig. 3-15. Fibroscópio flexível na narina direita com a oferta da consistência alimentar corada com anilina azul.

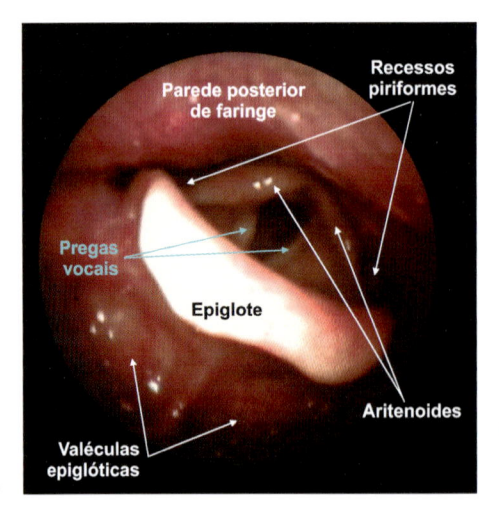

Fig. 3-16. Demonstração da imagem videoendoscópica das estruturas envolvidas no processo da deglutição.

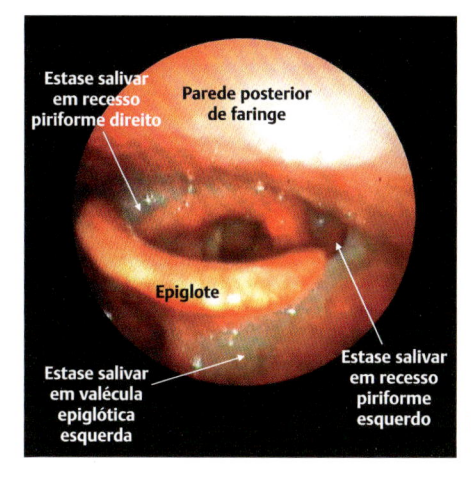

Fig. 3-17. Demonstração da imagem endoscópica com presença de estase salivar.

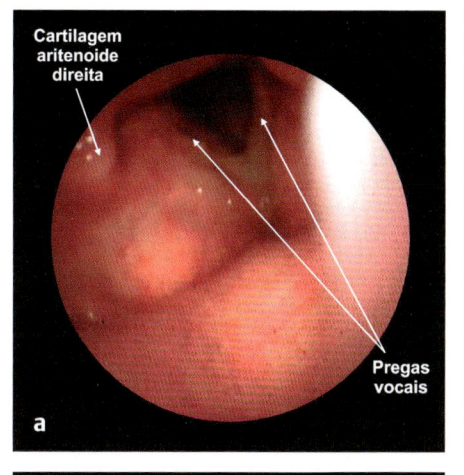

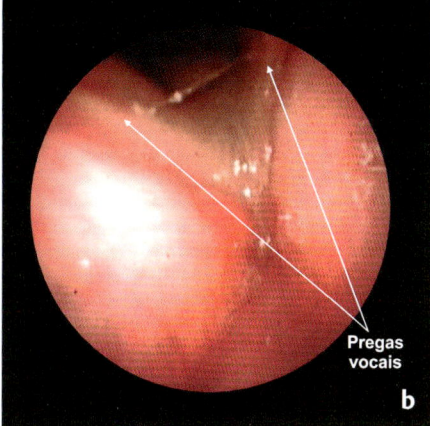

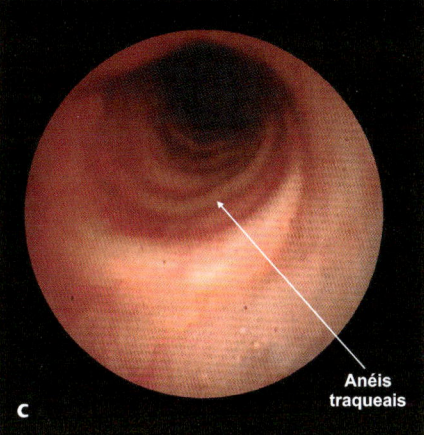

Fig. 3-18. (a-c) Demonstração das imagens endoscópicas na sequência do toque da ponta do fibroscópio em direção a traqueia.

A oferta das consistências alimentares é realizada pelo Fonoaudiólogo utilizando utensílios como: colher, copo descartável de plástico ou seringa (Fig. 3-19), não é necessário retirar as próteses dentárias.

O tempo total do exame, desde a entrada do paciente na sala até a sua saída varia de até 10 minutos e o de exame, em média, 5 minutos.

O campo visual anatômico no monitor é delimitado lateralmente pelos recessos piriformes, superiormente pela parede posterior de faringe e inferiormente pelas valéculas epiglóticas/raiz de língua (Fig. 3-20).

Os exames podem ser gravados para posteriormente serem avaliados.

Durante o exame pode ser orientado o paciente a deglutições múltiplas, pigarro ou tosse para limpeza laringofaríngea.

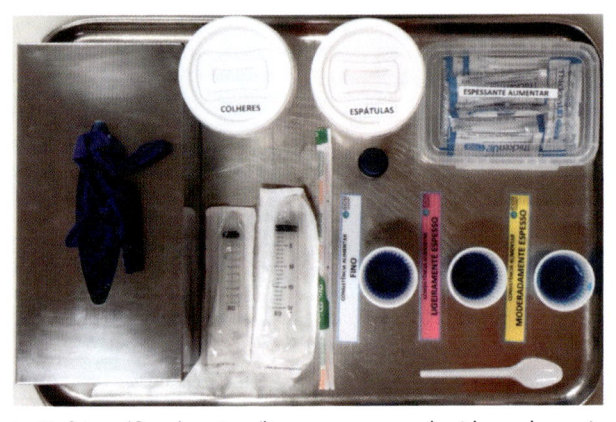

Fig. 3-19. Representação fotográfica dos utensílios para o exame de videoendoscopia da deglutição.

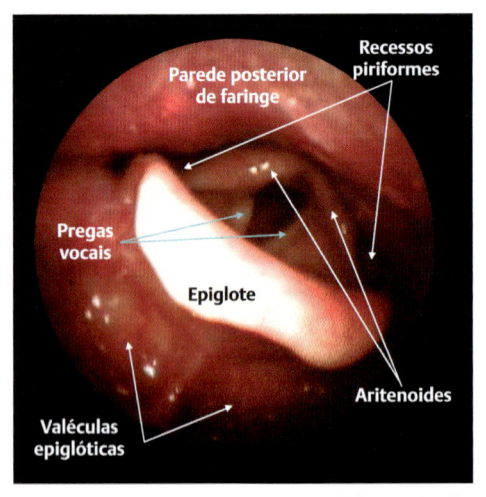

Fig. 3-20. Demonstração da imagem videoendoscópica com a delimitação do campo visual anatômico.

MÉTODOS INSTRUMENTAIS DE AVALIAÇÃO DA DEGLUTIÇÃO

O exame é interrompido se o paciente apresentar broncoaspiração substancial, náusea, vômito ou qualquer instabilidade clínica. Durante o exame, aos pacientes que apresentem alteração da deglutição orofaríngea, são testadas manobras de reabilitação.[31]

Após o exame, é realizado o laudo juntamente com a Equipe.

Observa-se no Quadro 3-3 a comparação entre os exames de Videofluoroscopia e Videoendoscopia da Deglutição.

Quadro 3-3. Comparação entre os Exames de Videofluoroscopia e Videoendoscopia da Deglutição

	Videofluoroscopia	**Videoendoscopia**
Local de realização	▪ Raios X Contrastado	▪ Ambulatório ▪ Leito hospitalar ▪ Domiciliar
Aparelhos necessários	▪ Raios X Telecomandado ▪ Monitor ▪ Computador	▪ Fibroscópio flexível ▪ Fonte de luz ▪ Microcâmera ▪ Monitor ▪ Computador
Equipe para realização do exame	▪ Médico radiologista ▪ Técnico radiologista ▪ Fonoaudiólogo ▪ Enfermeiro	▪ Médico ▪ Fonoaudiólogo ▪ Enfermeiro
Preparação para o exame	▪ Jejum de 6 horas para o esvaziamento gástrico	▪ Jejum de 6 horas para o esvaziamento gástrico
Posição do paciente	▪ Em pé ou sentado (45°/90° graus)	▪ Sentado (45°/90°graus)
Visão do exame	▪ Visão lateral ▪ Visão anteroposterior	▪ Visão superior da região laringofaríngea

Campo visual anatômico	▪ Visão lateral:
	  • Anteriormente: lábios
	  • Posteriormente: coluna cervical
	  • Superiormente: palato duro
	  • Inferiormente: bifurcação de via aérea e esôfago
	▪ Visão Anteroposterior:
	  • Lateralmente: recessos piriformes
	  • Superiormente: cavidade oral
	  • Inferiormente: esôfago
		Visão Superior:
		▪ Lateralmente: recessos piriformes
		▪ Superiormente: parede posterior de faringe
		▪ Inferiormente: valéculas epiglóticas/raiz de língua

Oferta para o exame	▪ Sulfato de bário líquido ▪ Água mineral sem gás ▪ Espessante alimentar com goma xantana	▪ Água mineral sem gás ▪ Anilina azul comestível ▪ Espessante alimentar com goma xantana
Visualização da anatomia durante o exame	▪ Dos lábios até o esôfago	▪ Laringe e faringe
Coloração laringofaríngea	▪ Não é possível observar	▪ Possível observação
Testagem da sensibilidade laríngea	▪ Não é possível testar	▪ Possível testar com a ponta do fibroscópio flexível

(Continua.)

Quadro 3-3. (*Cont.*) Comparação entre os Exames de Videofluoroscopia e Videoendoscopia da Deglutição

Visualização das fases da deglutição	- Preparatória oral - Oral - Faríngea - Esofágica	- Faríngea (antes e após)
Visualização do momento da penetração laríngea e da aspiração traqueal	- Antes da deglutição - Durante a deglutição - Após a deglutição	- Antes da deglutição - Após a deglutição
Quantificação da aspiração traqueal	- Possível quantificar	- Não é possível quantificar
Possível testar as posturas e manobras de deglutição	- Possível avaliar	- Possível avaliar
Visualização de presença de resíduos	- Nasofaringe - Cavidade oral - Orofaringe - Hipofaringe - Esôfago	- Orofaringe - Hipofaringe
Segurança do profissional	- Avental de chumbo - Colar protetor de tireoide - Óculos de proteção - Uso do dosímetro - Equipamentos de proteção individual	- Equipamentos de proteção individual
Tempo/duração do exame	- Total de 5 minutos Tempo máximo de radiação: 2 minutos	- Total de 10 minutos Procedimento: 5 minutos

EXAME FUNCIONAL

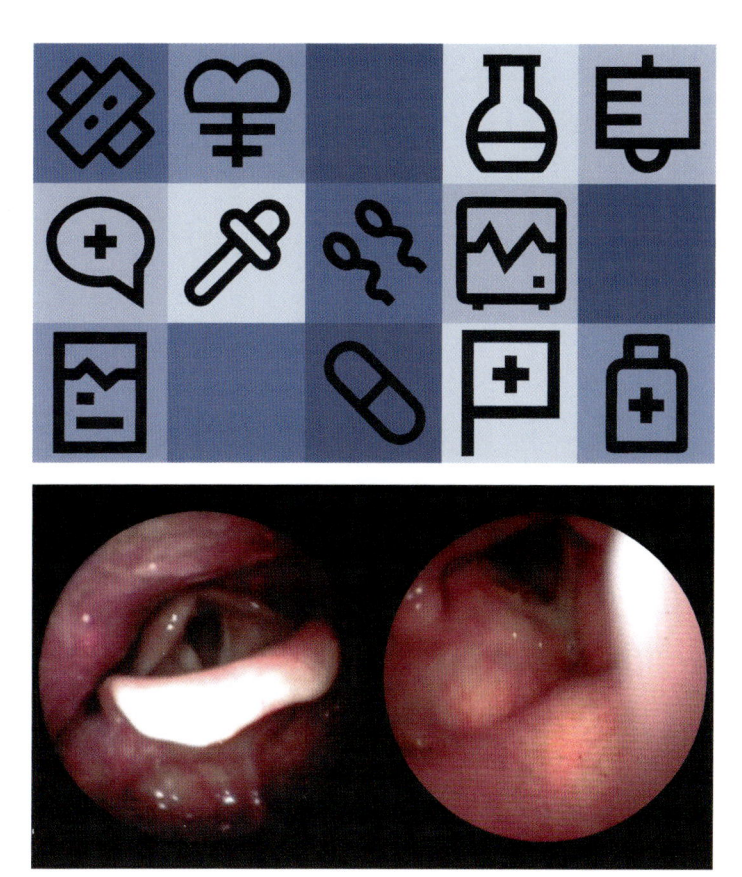

Exame Funcional de Videoendoscopia da Deglutição com as consistências alimentares:[13] líquido fino, levemente espessado e extremamente espessado apresentando na Classificação do Grau de Penetração Laríngea e/ou Aspiração Traqueal Grau 0: normal e na Escala de Severidade das Disfagias Nível 7: normal em todas as situações.[32,33]

Esta página tem conteúdo em Realidade aumentada.
Acesse o app IPO Disfagia, clique em começar.
Aponte a câmera do seu smartphone ou tablet para a imagem acima.

CAPÍTULO 3

EXAME ALTERADO

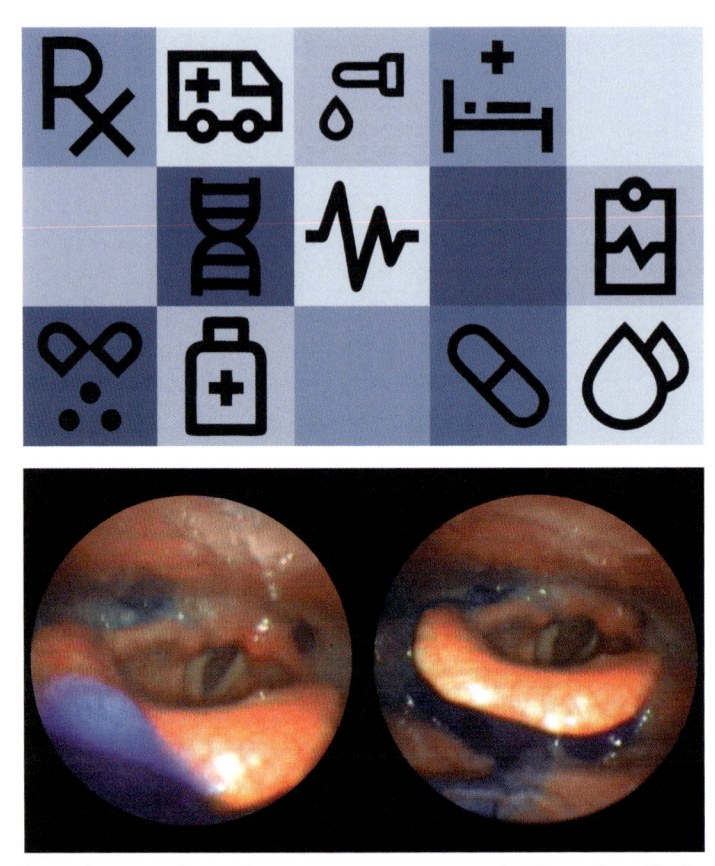

Exame de Videoendoscopia da Deglutição com a passagem do fibroscópio flexível pela narina, progredido até acima do esfíncter velofaríngeo, faringe e laringe com a visualização da presença de secreção em região faríngea. Ofertada a consistência alimentar levemente espessado apresentando na Classificação do Grau de Penetração Laríngea e/ou Aspiração Traqueal Grau III: grave e na Escala de Severidade das Disfagias Nível 1: disfagia grave.[13,32,33]

Esta página tem conteúdo em Realidade aumentada.
Acesse o app IPO Disfagia, clique em começar.
Aponte a câmera do seu smartphone ou tablet para a imagem acima.

MÉTODOS INSTRUMENTAIS DE AVALIAÇÃO DA DEGLUTIÇÃO

SENSIBILIDADE LARÍNGEA

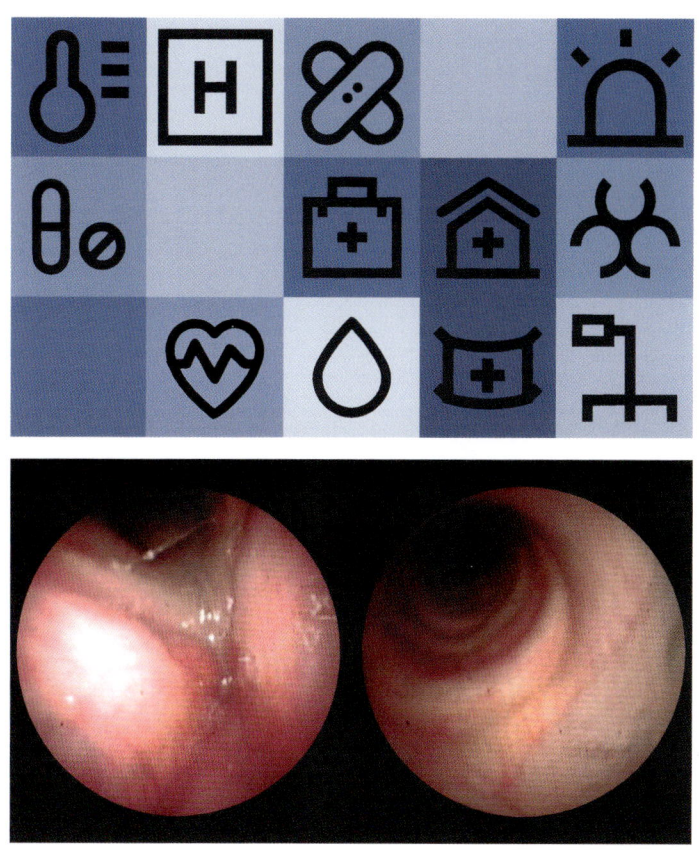

Teste de sensibilidade laríngea no exame de Videoendoscopia da Deglutição por meio do toque com a extremidade distal do fibroscópio flexível na cartilagem epiglótica e nas pregas vocais em direção à traqueia. Observe a ausência da adução glótica e ausência da tosse reflexa.

Esta página tem conteúdo em Realidade aumentada.
Acesse o app IPO Disfagia, clique em começar.
Aponte a câmera do seu smartphone ou tablet para a imagem acima.

REFERÊNCIAS BIBLIOGRÁFICAS

1. Chi-Fishman G. Quantitative lingual, pharyngeal and laryngeal ultrasonography in swallowing research: A technical review. Clin Linguist Phon. 2005;19:589-604.
2. Enz VCQ, Vaz ARC, Nunes MCA, Rosa MO, Nunes JA, Marques JM, et al. Accuracy of Acoustic Evaluation of Swallowing as a Diagnostic Method of Dysphagia in Individuals Affected by Stroke: Preliminary Analysis. Dysphagia.2021;36:45-55.
3. Malandraki GA, Johnson S, Robbins J. Functional MRI of swallowing: From neurophysiology to neuroplasticity. Head Neck.2011;33:14-20.
4. Palmer J, Tanaka E, Siebens A. Motions of posterior pharyngeal wall swallowing. Laryngoscope.1988.998:414-7.
5. Logemann JA. A manual for videofluoroscopy evaluation of swallowing. 2nd ed. Austin Tex: Pro-Ed; 1993.
6. Barros APB, Martins NMS. Videofluoroscopia (contribuição da avaliação videofluoroscópica nas alterações anatômicas e/ou funcionais da laringe. In: Dedivitis RA, Barros APB. Métodos de avaliação e diagnóstico de laringe e voz. São Paulo: Lovise, 2002. p.137-43.
7. Ekberg O, Stading M, Johansson D, Bülow M, Ekman S, Wendin K. Flow properties of oral contrast medium formulations depend on the temperature. Acta Radiol. 2010;51(4):363-7.
8. Barros APB, Silva SAC, Carrara-de Angelis E. Videofluoroscopia da deglutição orofaríngea. In: Jotz GP, Carrara-de Angelis E, Barros APB. Tratado de deglutição e disfagia: no adulto e na criança. Rio de Janeiro: Revinter, 2010. p. 84-8.
9. Rugiu MG. Role of videofluoroscopy in evaluation of neurologic dysphagia. Acta Otorhinolaryngol Ital. 2007;27(6):306-16.
10. Wilson RD, Howe EC. A cost-effectiveness analysis of screening methods for dysphagia after stroke. PMR. 2012;4(4):273-82.
11. St Pierre AE, Reelie BA, Dolan AR, Stokes RH, Duivestein JA, Holsti L. Terms used to describe pediatric videofluoroscopic feeding studies: A Delphi survey. Can J Occup Ther.2012;79(3):159-66.
12. Anéas GCG, Dantas RO. A videofluoroscopia da deglutição na investigação da disfagia oral e faringeana. GE Jornal Português de Gastrenterologia. 2014;21(1):21-25.
13. IDDSI- International Dysphagia Diet Standardisation Initiative.https://ftp.iddsi.org/Documents/Testing_Methods_IDDSI_Framework_Final_31_July2019.pdf. Acesso em: 06/01/2020
14. American Speech-Language-Hearing Association. Guidelines for Speech-language pathologists performing videofluoroscopic swallowing studies. ASHA (suppl 24) (2004), p.77-92.
15. International Commission on Radiological Protection. Recommendations of the International Commission on Radiological Protection. ICRP Publication No. 60. Oxford: Pergamon Press; 1991.
16. Dodds WJ, Logemann JA, Stewart ET. Radiologic assessement of abnormal oral and pharyngeal phases of swallowing. Am J Roentgenol. 1990.154(5):965-974.
17. McKenzie S, Leonard R. Dss: Swallowing evaluation with Videofluoroscopy. Leonard, R, Kendall, K (Editors). Dysphagia assessment and treatment planning: a team approach. 2nd ed. San Diego: Plural Publishing.
18. Perry L, Love CP. Screening for dysphagia and aspiration in acute stroke: a systematic review. Dysphagia 2001;16(1):7-18.
19. Langmore S, Schatz K, Olsen N. Fiberoptic endoscopic examination of swallowing safety: a new procedure. Dysphagia. 1988;2(4):216-9.
20. Furkim AM, Manrique D, Martinez S. Protocolo de avaliação funcional da deglutição em crianças: fonoaudiológica e nasofibrolaringoscópica. In: Macedo Filho et al. (org). Disfagia. Abordagem Multidisciplinar. São Paulo, 1999. p.119-134.
21. Aviv J. Prospective, randomized outcome study of endoscopy versus modified barium swallow in patients with dysphagia. Laryngoscope. 2000;110(4):563-574.
22. Manrique D, Melo ECM, Buhler RB. Avaliação nasofibrolaringoscópica da deglutição em crianças. Rev Bras Orl. 2001;67(6):796-801.

23. Warnecke T, Teisman I, Oelenberg S, Hamacher C, Ringelstein EB, Schabitz WR, et al. The safety of fiberoptic endoscopic evaluation of swallowing in acute stroke patients. Stroke. 2009;40(2), 482-6.
24. Swanson PB, Carrau RL, Murry T. Avaliação da deglutição com fibroendoscópio – FEES. In: Jotz GP, Angelis EC, Barros APB. Tratado da Deglutição e Disfagia: No Adulto e na Criança. Rio de Janeiro: Revinter; 2009. p.76-81.
25. Santoro PP, Bohadana SC, Tsuji DH. Fisiologia da deglutição. In: Tratado de otorrinolaringologia. São Paulo: Roca, 2003. p. 768-82.
26. Santoro PP. Avaliação funcional da deglutição por fibronasofaringolaringoscopia na doença de Parkinson: aspectos qualitativos e quantitativos. [Tese] São Paulo: Universidade de São Paulo, 2003, 164p.
27. Santoro PP, Furia CL, Forte AP et al. Otolaryngology and speech therapy evaluation in the assessment of oropharyngeal dysphagia: a combined protocol proposal. Braz J Otorhinolaryngol 2011;72(2):201-13.
28. Manrique D, Santoro PP. Sialorreia/Xerostomia. In: Bento RF, Voegels RL, Sennes LU, Pinna FR, Jotz GP. Otorrinolaringologia baseada em sinais e sintomas. São Paulo: Fundação Otorrinolaringologia, 2011.p.143-8.
29. Furkim AM. O gerenciamento fonoaudiológico das disfagias orofaríngeas neurogênicas In: Furkim AM, Santini CS. Disfagias Orofaríngeas. 2.ed. São Paulo: Pró-fono; 1999. p. 229-258.
30. Kidd D, Lawson J, Nesbitt R, MacMahon, J. The natural history and clinical consequences of aspiration in acute stroke. Q J Med. 1995;88(6):409-13.
31. Steenhagen C, Motta L. Deglutição e envelhecimento: enfoque nas manobras facilitadoras e posturais utilizadas na reabilitação do paciente disfágico. Rev. Bras. Geriatr. Gerontol. 2006;9(3):89-100.
32. Macedo Filho E, Gomes GF, Furkim AM. Manual de cuidados do paciente com disfagia. São Paulo: Lovise, 2000.
33. O´Neil KH, Purdy M, Falk J, Gallo L. The Dysphagia outcome and severity scale. Dysphagia. 1999;14(3): 139-45.

DISFAGIAS OROFARÍNGEAS

A disfagia orofaríngea (DO) é uma condição reconhecida pela Organização Mundial da Saúde e definida como a dificuldade ou incapacidade de mover um bolo alimentar de forma segura e eficaz da cavidade oral para o esôfago, podendo incluir aspirações, engasgos e resíduos.[1]

A DO é considerada um sintoma comum dentre distintas doenças neurológicas, no câncer de cabeça e pescoço, dentre outras, acarretando impacto para hidratação, nutrição, aspectos pulmonares e na qualidade de vida do indivíduo disfágico.

A disfagia é relatada ao longo da vida e sua apresentação difere dependendo da causa subjacente. Devido às diferentes formas de manifestação da disfagia nos pacientes, o distúrbio pode ser classificado de acordo com a fisiopatologia subjacente, como funcional *versus* estrutural e progressiva *versus* não progressiva.[2]

Algumas etiologias da disfagia se enquadram em uma ou mais categorias simultaneamente; por exemplo, a cirurgia da coluna cervical pode ter um efeito neurogênico periférico e/ou estrutural na deglutição faríngea. Os distúrbios funcionais da orofaringe são geralmente distúrbios dos processos fisiológicos das fases oral e faríngea da deglutição, incluindo reflexo de deglutição ausente, peristalse e pressão faríngea reduzidas e problemas de coordenação devido ao reflexo de deglutição retardado.[2]

A prevalência da DO varia com a etiologia subjacente, idade, ambiente (p. ex., hospital, instituição ou comunidade) e a fonte de informação (autorrelato *versus* avaliações formais). No geral, a prevalência de DO está na faixa de 6,0% a 50,0%. As taxas de prevalência de disfagia em grupos específicos de pacientes que compartilham um histórico fisiopatológico semelhante (e, de fato, a natureza exata da dificuldade orofaríngea nesse subgrupo) podem ser difíceis de determinar, mas algumas condições da doença foram estudadas mais extensivamente do que outras.[3]

SINAIS CLÍNICOS SUGESTIVOS DA PRESENÇA DE DISFAGIA
- Dificuldade em manejar as secreções orais.
- Alimentos e saliva escapam pela boca.
- Engasgos, tosse e pigarro durante a alimentação.
- Sensação de comida parada na garganta.
- Retorno do alimento pelo nariz.
- Voz molhada.
- Perda de peso.
- Recusa alimentar.
- Pneumonias de repetição e febre sem causa aparente.

Esse sintoma, dependendo do método de investigação, apresenta prevalência estimada de 30,0% a 100,0% nos indivíduos com esclerose lateral amiotrófica a depender do tipo e tempo da doença, 27,0% a 50,0% nos pacientes após traumatismo Cranioencefálico, de 8,1% a 80,0% nos indivíduos após acidente vascular cerebral, de 11,0% a 81,0% nos pacientes com Doença de Parkinson, aproximadamente 45,0% naqueles com câncer de cabeça e pescoço, e 43,0% a 99,0% na paralisia cerebral.[4]

Recentemente, a DO tem sido reconhecida como uma síndrome geriátrica devido à sua alta prevalência e sua relação com muitas comorbidades e seus desfechos ruins, incluindo desnutrição, infecções respiratórias e pneumonia aspirativa, incapacidade funcional e fragilidade, institucionalização e aumento de readmissões e mortalidade.[5]

Em consideração à heterogeneidade de etiologias que cursam com a DO e as elevadas taxas de prevalência expressas acima, o uso de instrumentos de avaliação e escalas de classificação do grau de comprometimento que sejam válidos e confiáveis torna-se fundamental para potencializar a conclusão diagnóstica e a tomada de decisão clínica perante esse sintoma. Para o diagnóstico preciso em DO é consenso o uso da avaliação clínica e instrumental como métodos complementares.

Evidências atuais apontam que a avaliação clínica da deglutição, embora apresente elevada acurácia para diagnosticar DO, esta é baixa na detecção de aspiração laringotraqueal, não sendo possível analisar todo o complexo processo sincrônico da deglutição.[6]

Dessa forma, a avaliação objetiva instrumental da deglutição é muitas vezes necessária para possibilitar completa visualização da sincronia entre as fases da deglutição, mensuração dos distintos achados de comprometimento de eficiência e segurança da deglutição, o que permite maior robustez em desenhos de estudos de prevalência em DO.[7]

PONTOS-CHAVE

- A DO é uma alteração comum que pode-se manifestar de várias maneiras.
- Apesar da alta incidência e afetar os indivíduos em todas as faixas etárias, as complicações respiratórias e problemas psicossociais podem não ser reconhecidos em pacientes com DO.
- A prevalência de DO durante a infância e adolescência é difícil de determinar, mas as principais causas de sintomas orofaríngeos incluem paralisia cerebral.
- A DO é um sintoma comum em idosos frágeis.
- Importa que o uso de instrumentos de avaliação e escalas de classificação do grau de comprometimento sejam válidos e confiáveis.

EXAME FUNCIONAL X EXAME ALTERADO

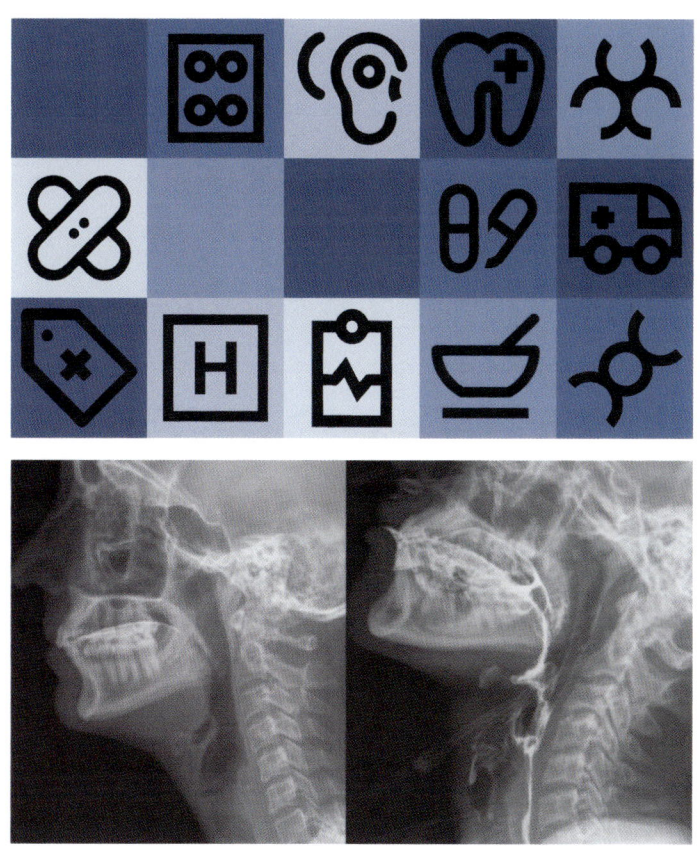

Vídeo à esquerda: Exame Funcional de Videofluoroscopia da Deglutição com a consistência alimentar levemente espessado (sulfato de bário líquido puro) na visão lateral.[8] Vídeo a direita: Exame Funcional de Videofluoroscopia da Deglutição na visão lateral com a consistência alimentar levemente espessado (sulfato de bário líquido puro) apresentando na Escala do Grau de Aspiração Traqueal a Classificação Grave:[9] broncoaspiração acima de 25,0% do volume ofertado e na Escala de Penetração Laríngea e Aspiração Traqueal o Nível 7:[10] contraste passa o nível glótico, com resíduo no nível infraglótico, apesar de o paciente responder.

Esta página tem conteúdo em Realidade aumentada.
Acesse o app IPO Disfagia, clique em começar.
Aponte a câmera do seu smartphone ou tablet para a imagem acima.

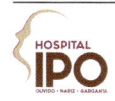

REFERÊNCIAS BIBLIOGRÁFICAS

1. Organização Mundial da Saúde. Classificação internacional de funcionalidade, incapacidade e saúde (CIF); 2001.
2. Rommel N, Hamdy S. Oropharyngeal dysphagia: manifestations and diagnosis. Nat Rev Gastroenterol Hepatol. 2016;13(1):49-59.
3. Speyer, R. Oropharyngeal dysphagia screening and assessment. Otolaryngol Clin North Am. 2013;46(6):989-1008.
4. Hutcheson KA, Nurgalieva Z, Zhao H, Gunn GB, Giordano SH, Bhayani MK, et al. Two-year prevalence of dysphagia and related outcomes in head and neck cancer survivors: An updated SEER-Medicare analysis. Head Neck. 2019;41(2):479-87.
5. Ortega O, Martín A, Clavé P. Diagnosis and management of oropharyngeal dysphagia among older persons, State of the Art. J Am Med Dir Assoc. 2017;1;18(7):576-82.
6. Santos RR, Sales A, Cola PC, Jorge A, Peres F, Furkim AM, et al. Accuracy of clinical swallowing evaluation for oropharyngeal dysphagia in cerebral palsy. Revista CEFAC. 2014;16(1):197–201.
7. Benjapornlert P, Kagaya H, Shibata S, Matsuo K, Inamoto Y, Kittipanya-Ngam P, Saitoh E. The prevalence and findings of fibreoptic endoscopic evaluation of swallowing in hospitalised patients with dysphagia. J Oral Rehabil. 2020;47(8):983-8.
8. IDDSI- International Dysphagia Diet Standardisation Initiative.https://ftp.iddsi.org/Documents/Testing_Methods_IDDSI_Framework_Final_31_July2019.pdf. Acesso em: 06/01/2020.
9. Frederick MG, Ott DJ, Grishaw EK, Gelfand DW, Chen MY. Functional abnormalities of the pharynx: a prospective analysis of radiographic abnormalities relative to age and symptoms. AJR Am J Roentgenol. 1996;166(2):353-7.
10. Rosenbek JC, Robbins JA, Roecker EB, Coyle JL, Wood JL. A penetration-aspiration scale. Dysphagia. 1996;11(2):93-8.

ACHADOS DOS EXAMES DE VIDEOFLUOROSCOPIA E VIDEOENDOSCOPIA DA DEGLUTIÇÃO

O QUE OBSERVAR DURANTE O EXAME DE VIDEOFLUOROSCOPIA DA DEGLUTIÇÃO?

Fases preparatória oral e oral

Na visão lateral:
- Captação da consistência alimentar.
- Vedamento labial.
- Escape extraoral.
- Preparação do bolo.
- Mastigação: dentes.
- Tempo de trânsito oral.
- Posicionamento do bolo na cavidade oral.
- Ejeção do bolo alimentar por meio do movimento anteroposterior da língua.
- Mobilidade de: língua, mandíbula e véu palatino.
- Resíduos e *clearance* após a deglutição em: sulcos anterior e laterais, assoalho de boca, língua e palato duro.

Na visão anteroposterior:
- Mastigação bilateral ou unilateral.
- Resíduos e *clearance* após a deglutição em cavidade oral.

Fase faríngea

Na visão lateral:
- Início da deglutição.
- Escape intraoral.
- Fechamento do véu palatino.
- Escape nasal.
- Contração faríngea.
- Elevação laríngea.
- Elevação do osso hioide.
- Fechamento laríngeo com o movimento epiglótico.
- Penetração laríngea: antes, durante ou após a deglutição.
- Aspiração traqueal: antes, durante ou após a deglutição.
- Reflexo de tosse? presente ou silente: observar limpeza.
- Mobilidade de: língua, véu palatino, parede posterior de faringe (músculos constritores faríngeos), osso hioide, laringe, abertura e fechamento do esfíncter esofágico superior;
- Resíduos e *clearance* após a deglutição em: raiz de língua, valéculas epiglóticas, parede posterior de faringe e recessos piriformes.

Na visão anteroposterior:
- Resíduos e *clearance* após a deglutição em: valéculas epiglóticas, recessos piriformes e aspiração traqueal.

Consideramos resíduos faríngeos após a terceira deglutição e para quantificá-los podemos utilizar a escala que contempla a altura total da estrutura em valéculas epiglóticas, recessos piriformes e esfíncter esofágico superior (Quadro 5-1).

Quadro 5-1. Escala de Classificação dos Resíduos

Classificação		Porcentagem da altura total da estrutura
0	-	0,0% de resíduo
1	Discreto	Resíduo menor do que 25,0% da altura da estrutura
2	Moderado	Resíduo entre 25,0% e 50,0% da altura da estrutura
3	Grave	Resíduos excedem 50,0% da altura total da estrutura

Para classificação do grau de penetração laríngea e/ou aspiração traqueal podem-se utilizar os critérios definidos por Frederick *et al.* (1996), (Quadro 5-2).[2]

Quadro 5-2. Escala de Classificação do Grau de Penetração Laríngea e Aspiração Traqueal

Classificação	Grau de penetração laríngea e/ou aspiração traqueal
Discreta	Menos do que 10,0% do bolo alimentar
Moderada	Até 25,0% do bolo alimentar
Grave	Acima de 25,0% do bolo alimentar

Usualmente é utilizada a escala de penetração laríngea e aspiração traqueal de Rosenbek *et al.* (1996) adaptada (Quadro 5-3).[3]

Quadro 5-3. Escala de Penetração Laríngea e Aspiração Traqueal (Adaptada)

Categoria	Pontuação	Grau de penetração laríngea e/ou aspiração traqueal
Ausência de penetração e aspiração	Nível 1	Contraste não entra em vias aéreas
Penetração	Nível 2	Contraste entra até acima das pregas vocais, sem resíduo
	Nível 3	Contraste permanece acima das pregas vocais, visível resíduo
	Nível 4	Contraste atinge pregas vocais, sem resíduo
	Nível 5	Contraste atinge pregas vocais, resíduo visível
Aspiração	Nível 6	Contraste passa o nível glótico, mas não há resíduo no nível infraglótico
	Nível 7	Contraste passa o nível glótico, com resíduo no nível infraglótico, apesar de o paciente responder
	Nível 8	Contraste passa o nível glótico com resíduo na infraglote, mas o paciente não responde (aspiração silente)

Para classificar a severidade da disfagia é utilizada a Escala de Severidade das Disfagias de O´Neil *et al.* (1999), (Quadro 5-4).[4]

Quadro 5-4. Escala de Severidade das Disfagias

Via oral dieta normal
Nível 7
Normal em todas as situações   Nenhuma estratégia ou tempo extra necessário
Nível 6
Dentro dos limites funcionais/compensações espontâneas   Dieta normal, deglutição funcional   O paciente pode apresentar: ▪ Discreto atraso oral ou faríngeo, estase ou vestígio cobrindo a epiglote, mas consegue clarear espontaneamente   ▪ Pode necessitar de tempo extra para as refeições   ▪ Não há aspirações ou penetrações em todas as consistências
Via oral dieta modificada e/ou independência
Nível 5
Disfagia discreta   Supervisão distante pode necessitar de restrição de uma consistência   O paciente pode apresentar: ▪ Aspiração somente de líquidos, mas com forte reflexo de tosse para completo clareamento   ▪ Penetração supra PPVV com uma ou mais consistência, ou sobre PPVV com uma consistência, mas com clareamento espontâneo   ▪ Estase na faringe, que é clareada espontaneamente, discreta disfagia oral com redução da mastigação e/ou estase oral, que é clareada espontaneamente
Nível 4

Disfagia Discreta/Moderada
 Supervisão intermitente, restrição a uma ou duas consistências
 O paciente pode apresentar:
 ▪ Estase na faringe, clareada com orientação
 ▪ Aspiração com uma consistência, com reflexo de tosse fraco ou ausente
    ▪ Ou penetração no nível das PPVV **com** tosse com duas consistências
    ▪ Ou penetração no nível das PPVV **sem** tosse com uma consistência

Nível 3

Disfagia Moderada
 Total assistência, supervisão ou estratégias, restrição a duas ou mais consistências
 O paciente pode apresentar:
 ▪ Estase moderada na faringe, clareada por orientação
 ▪ Estase moderada na cavidade oral, clareada por orientação
 ▪ Penetração no nível das PPVV sem tosse com duas ou mais consistências
    • Ou aspiração com duas consistências, com reflexo de tosse fraco ou ausente
    • Ou aspiração com uma consistência, sem tosse na penetração

(Continua).

Quadro 5-4. *(Cont.)* Escala de Severidade das Disfagias

Via oral suspensa – necessidade de nutrição não oral
Nível 2
Disfagia Moderada/Grave Máxima assistência ou uso de estratégias com via oral parcial (tolerância ao menos a uma consistência com segurança, com uso total das estratégias) O paciente pode apresentar: • Estase grave na faringe, incapaz de clarear ou necessita de vários comandos • Estase grave ou perda do bolo na fase oral, incapaz de limpar ou necessita de vários comandos • Aspiração com duas ou mais consistências, sem reflexo de tosse e penetração até o nível das PPVV com uma ou mais consistências, sem tosse
Nível 1
Disfagia grave Via oral suspensa O paciente pode apresentar: • Estase grave na faringe, sendo incapaz de limpar • Estase ou perda do bolo grave na fase oral, sendo incapaz de clarear • Aspiração silente com duas ou mais consistências, com tosse voluntária não funcional ou incapaz de deglutir

PPVV: Pregas vocais

As setas presentes nas Figuras 5-1 a 5-36 indicam os achados nos exames, o grau de resíduos, o grau e a pontuação de penetração laríngea e aspiração traqueal.[1-3]

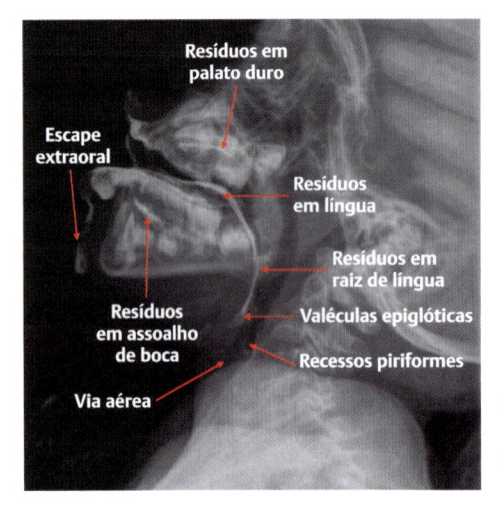

Fig. 5-1. Resíduo discreto (< 25,0%) em:[1] assoalho de boca, palato duro e raiz de língua; pontuação de penetração laríngea e aspiração traqueal nível 1:[3] contraste não entra em vias aéreas.

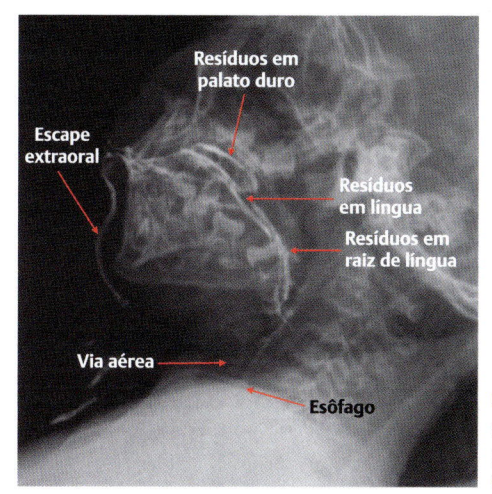

Fig. 5-2. Resíduo discreto (< 25,0%) em:[1] palato duro, língua e raiz de língua; pontuação de penetração laríngea e aspiração traqueal nível 1:[3] contraste não entra em vias aéreas.

Fig. 5-3. Resíduo discreto (< 25,0%) em:[1] palatos e pregas ariepiglóticas; resíduo moderado (25,0% a 50,0%) em:[1] cavidade oral, assoalho de boca, raiz de língua, valéculas epiglóticas; resíduo grave (> 50,0%) em:[1] recessos piriformes; pontuação de penetração laríngea e aspiração traqueal nível 1:[3] contraste não entra em vias aéreas.

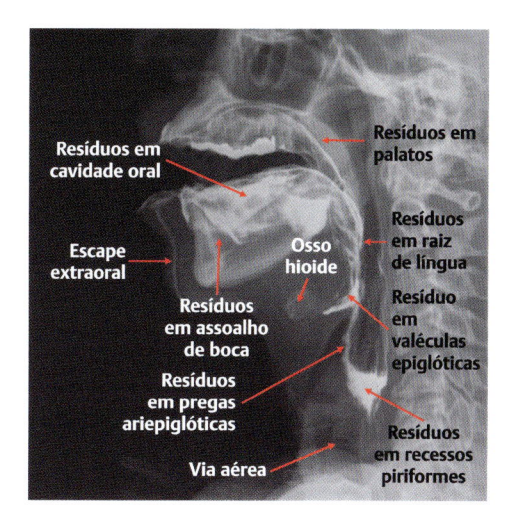

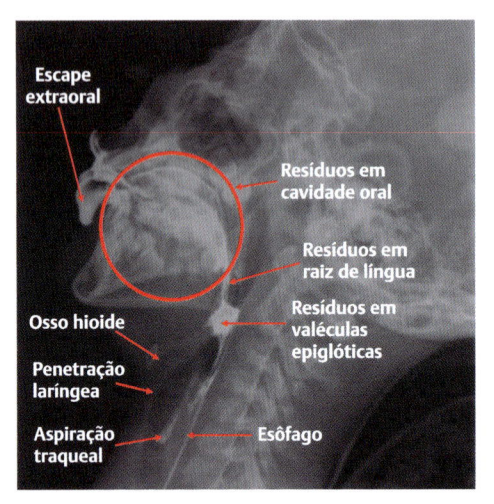

Fig. 5-4. Resíduo moderado (25,0% a 50,0%) em:[1] raiz de língua, resíduo grave (> 50,0%) em:[1] cavidade oral e valéculas epiglóticas; grau de penetração laríngea e aspiração traqueal discreto (< 10%);[2] pontuação de penetração laríngea e aspiração traqueal nível 8:[3] contraste passa o nível glótico com resíduo na infraglote, mas o paciente não responde (aspiração silente).

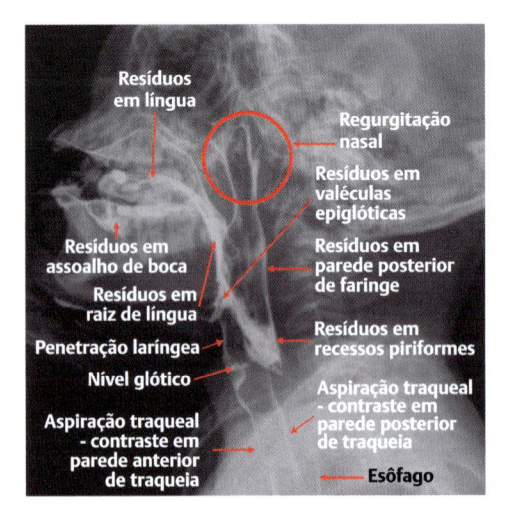

Fig. 5-5. Resíduo discreto (< 25,0%) em[1]: nasofaringe e parede posterior de faringe;[1] resíduo moderado (25,0% a 50,0%) em: assoalho de boca, valéculas epiglóticas; resíduo grave (> 50,0%) em[1] língua, raiz de língua e recessos piriformes; grau de penetração laríngea e aspiração traqueal discreto (< 10%);[2] pontuação de penetração laríngea e aspiração traqueal nível 8:[3] contraste passa o nível glótico com resíduo na infraglote, mas o paciente não responde (aspiração silente).

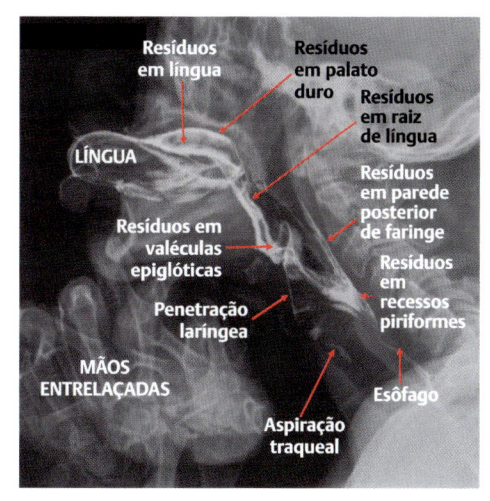

Fig. 5-6. Resíduo discreto (< 25,0%) em:[1] parede posterior de faringe, moderado (25,0% a 50,0%) em:[1] língua, palato duro, raiz de língua, valéculas epiglóticas e recessos piriformes; grau de penetração laríngea e aspiração traqueal discreto (< 10%);[2] pontuação de penetração laríngea e aspiração traqueal nível 8:[3] contraste passa o nível glótico com resíduo na infraglote, mas o paciente não responde (aspiração silente).

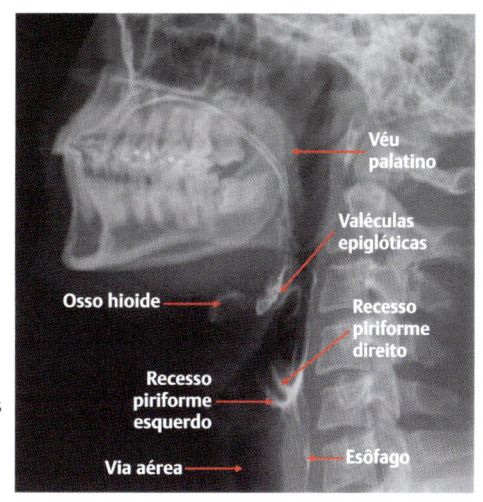

Fig. 5-7. Resíduo discreto (< 25,0%) em:[1] valéculas epiglóticas e recessos piriformes; pontuação de penetração laríngea e aspiração traqueal nível 1:[3] contraste não entra em vias aéreas.

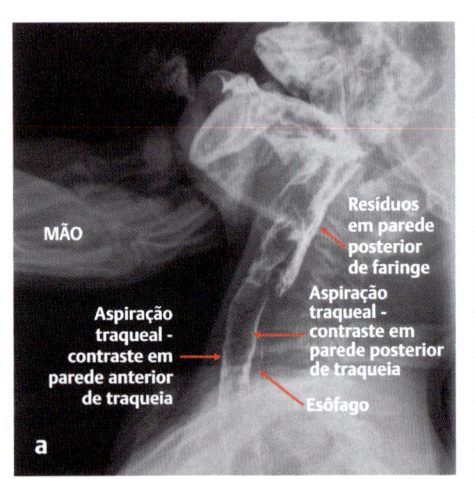

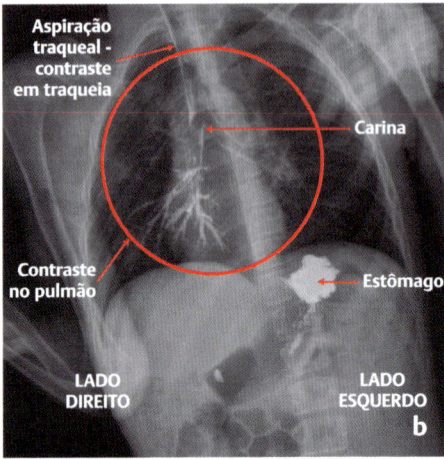

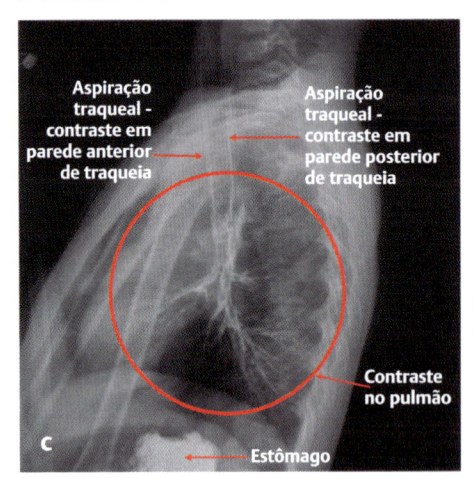

Fig. 5-8. (a-c) Resíduo moderado (25,0% a 50,0%) em:[1] parede posterior de faringe; grau de penetração laríngea e aspiração traqueal moderado (até 25,0%);[2] pontuação de penetração laríngea e aspiração traqueal nível 8:[3] contraste passa o nível glótico com resíduo na infraglote, mas o paciente não responde (aspiração silente).

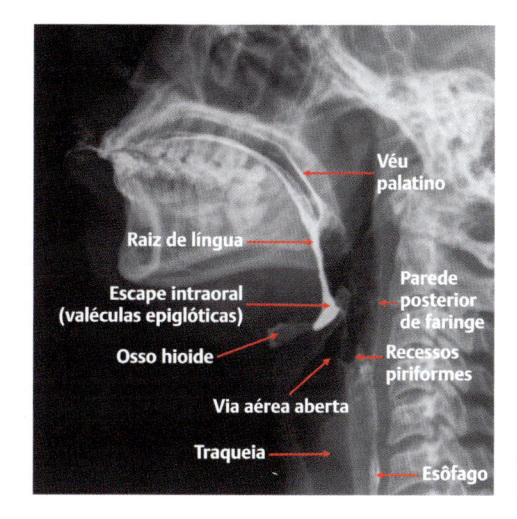

Fig. 5-9. Escape intraoral com contraste em valéculas epiglóticas e via aérea aberta.

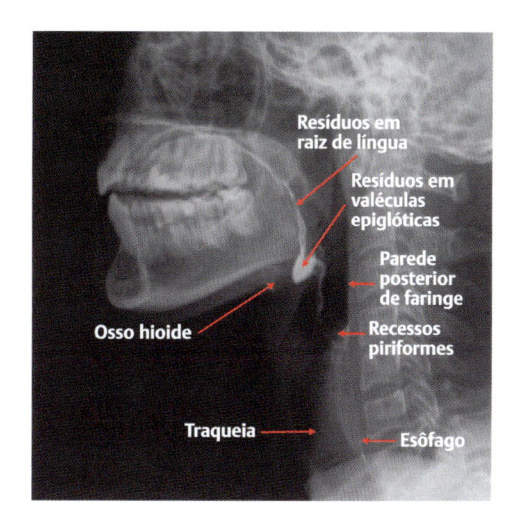

Fig. 5-10. Resíduo discreto (< 25,0%) em:[1] raiz de língua e valéculas epiglóticas; pontuação de penetração laríngea e aspiração traqueal nível 1:[3] contraste não entra em vias aéreas.

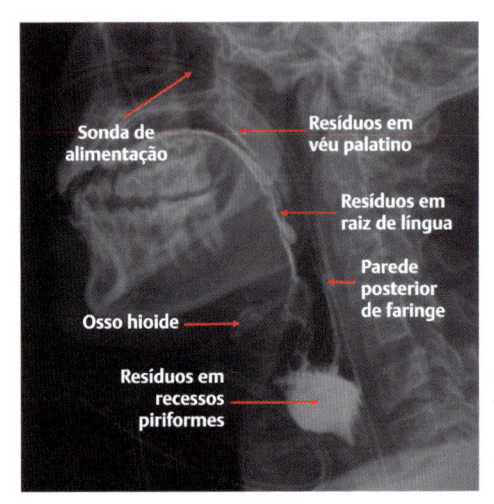

Fig. 5-11. Resíduo discreto (< 25,0%) em:[1] véu palatino e raiz de língua, resíduo grave (> 50,0%) em:[1] recessos piriformes; pontuação de penetração laríngea e aspiração traqueal nível 1:[3] contraste não entra em vias aéreas.

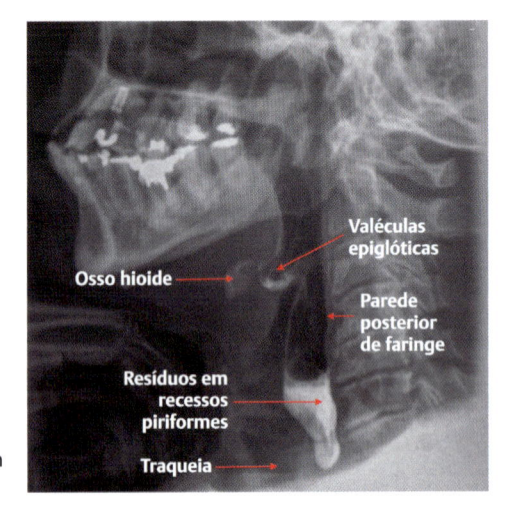

Fig. 5-12. Resíduo grave (> 50,0%) em:[1] recessos piriformes; pontuação de penetração laríngea e aspiração traqueal nível 1:[3] contraste não entra em vias aéreas.

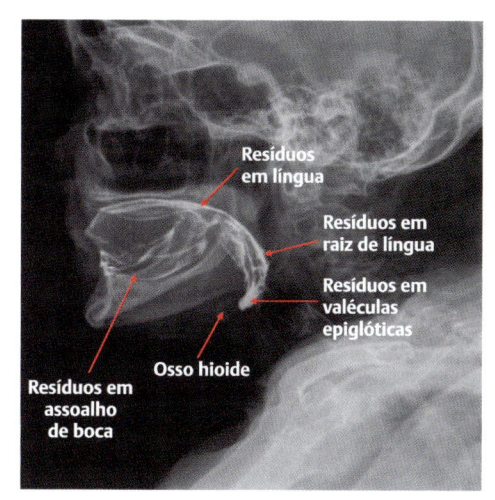

ACHADOS DOS EXAMES DE VIDEOFLUOROSCOPIA E VIDEOENDOSCOPIA DA DEGLUTIÇÃO

Fig. 5-13. Resíduo discreto (< 25,0%) em:[1] assoalho de boca e língua, resíduo grave (> 50,0%) em:[1] raiz de língua e valéculas epiglóticas; pontuação de penetração laríngea e aspiração traqueal nível 1:[3] contraste não entra em vias aéreas.

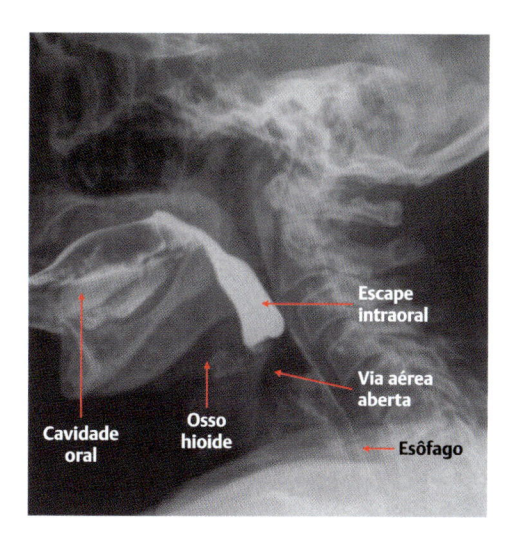

Fig. 5-14. Escape intraoral com contraste em valéculas epiglóticas e via aérea aberta.

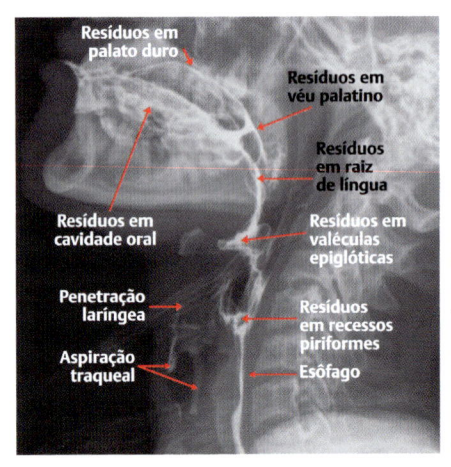

Fig. 5-15. Resíduo moderado (25,0% a 50,0%) em:[1] cavidade oral, palato duro, véu palatino, raiz de língua, valéculas epiglóticas e recessos piriformes; grau de penetração laríngea e aspiração traqueal moderado (até 25,0%);[2] pontuação de penetração laríngea e aspiração traqueal nível 8:[3] contraste passa o nível glótico com resíduo na infraglote, mas o paciente não responde (aspiração silente).

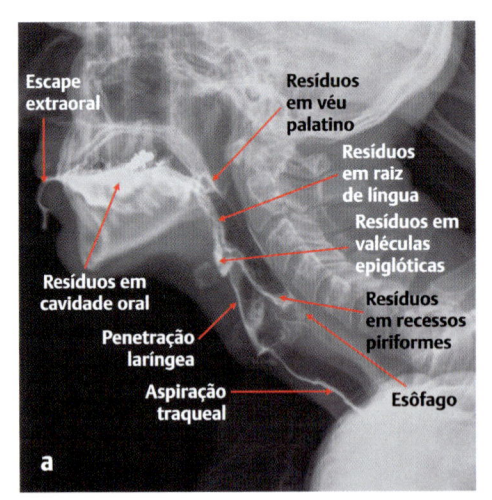

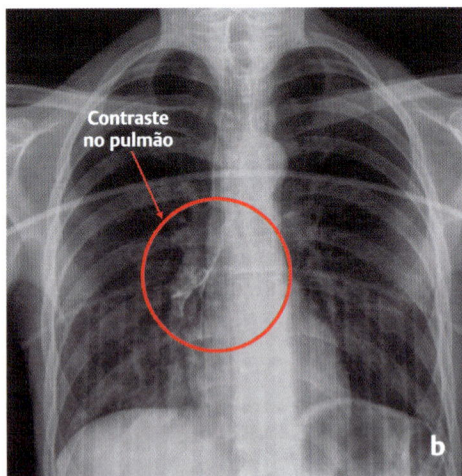

Fig. 5-16. (a, b) Resíduo discreto (< 25,0%) em:[1] raiz de língua e recessos piriformes, resíduo moderado (25,0% a 50,0%) em:[1] cavidade oral, valéculas epiglóticas; grau de penetração laríngea e aspiração traqueal grave (> 25,0%);[2] pontuação de penetração laríngea e aspiração traqueal nível 8:[3] contraste passa o nível glótico com resíduo na infraglote, mas o paciente não responde (aspiração silente).

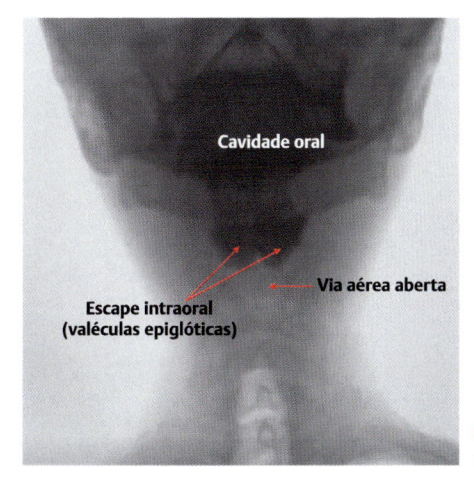

Fig. 5-17. Escape intraoral com contraste em valéculas epiglóticas e via aérea aberta.

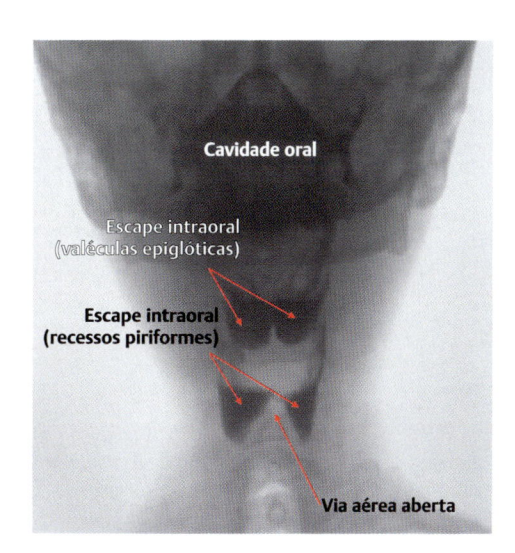

Fig. 5-18. Escape intraoral com contraste em valéculas epiglóticas e recessos piriformes com via aérea aberta.

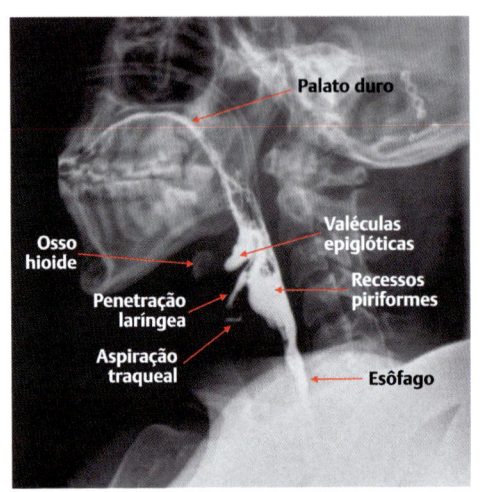

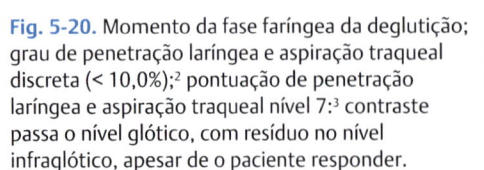

Fig. 5-19. Momento da fase faríngea da deglutição; grau de penetração laríngea e aspiração traqueal discreta (< 10,0%);[2] pontuação de penetração laríngea e aspiração traqueal nível 7:[3] contraste passa o nível glótico, com resíduo no nível infraglótico, apesar de o paciente responder.

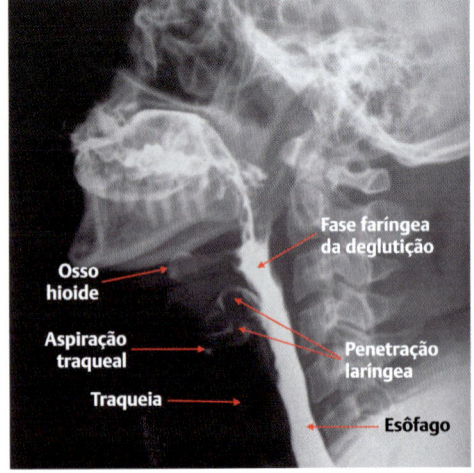

Fig. 5-20. Momento da fase faríngea da deglutição; grau de penetração laríngea e aspiração traqueal discreta (< 10,0%);[2] pontuação de penetração laríngea e aspiração traqueal nível 7:[3] contraste passa o nível glótico, com resíduo no nível infraglótico, apesar de o paciente responder.

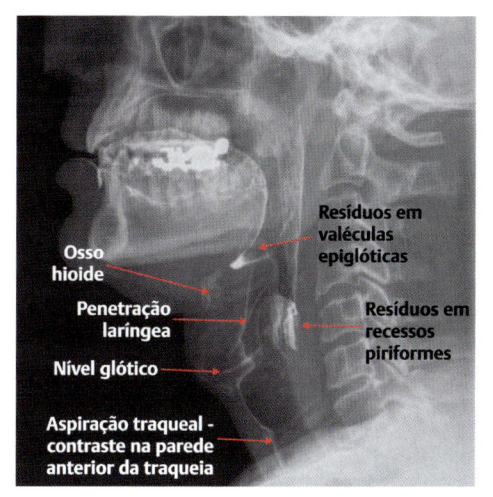

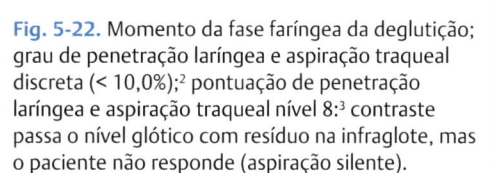

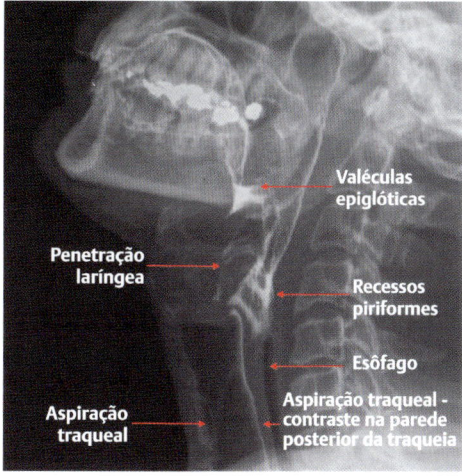

ACHADOS DOS EXAMES DE VIDEOFLUOROSCOPIA E VIDEOENDOSCOPIA DA DEGLUTIÇÃO

Fig. 5-21. Resíduo discreto (< 25,0%) em:[1] valéculas epiglóticas e recessos piriformes; grau de penetração laríngea e aspiração traqueal moderada (até 25,0%);[2] pontuação de penetração laríngea e aspiração traqueal nível 8:[3] contraste passa o nível glótico com resíduo na infraglote, mas o paciente não responde (aspiração silente).

Fig. 5-22. Momento da fase faríngea da deglutição; grau de penetração laríngea e aspiração traqueal discreta (< 10,0%);[2] pontuação de penetração laríngea e aspiração traqueal nível 8:[3] contraste passa o nível glótico com resíduo na infraglote, mas o paciente não responde (aspiração silente).

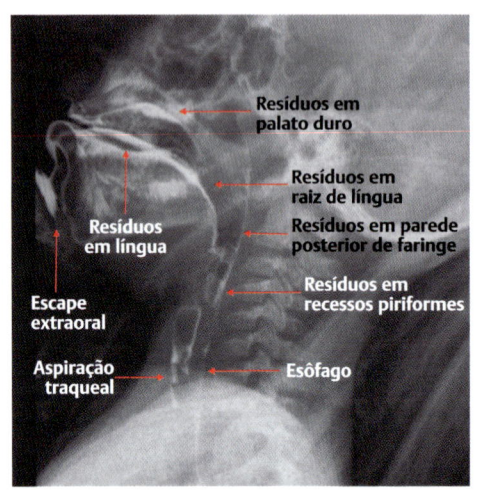

Fig. 5-23. Resíduo discreto (< 25,0%) em:[1] parede posterior de faringe e recessos piriformes, resíduo moderado (25,0% a 50,0%) em:[1] língua e palato duro; grau de penetração laríngea e aspiração traqueal moderada (até 25,0%);[2] pontuação de penetração laríngea e aspiração traqueal nível 8:[3] contraste passa o nível glótico com resíduo na infraglote, mas o paciente não responde (aspiração silente).

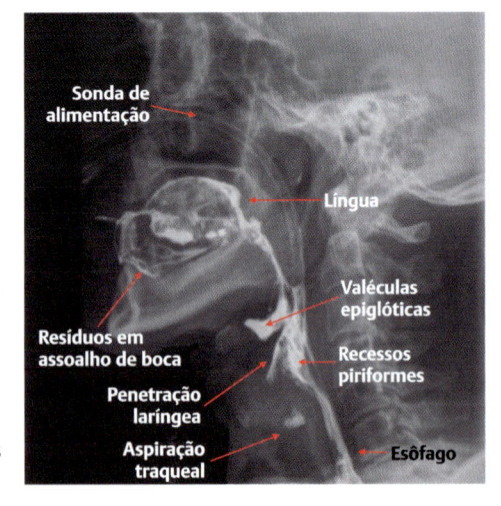

Fig. 5-24. Resíduo discreto (< 25,0%) em:[1] assoalho de boca, resíduo moderado (25,0% a 50,0%) em:[1] língua, valéculas epiglóticas, recessos piriformes; grau de penetração laríngea e aspiração traqueal moderada (até 25,0%);[2] pontuação de penetração laríngea e aspiração traqueal nível 8:[3] contraste passa o nível glótico com resíduo na infraglote, mas o paciente não responde (aspiração silente).

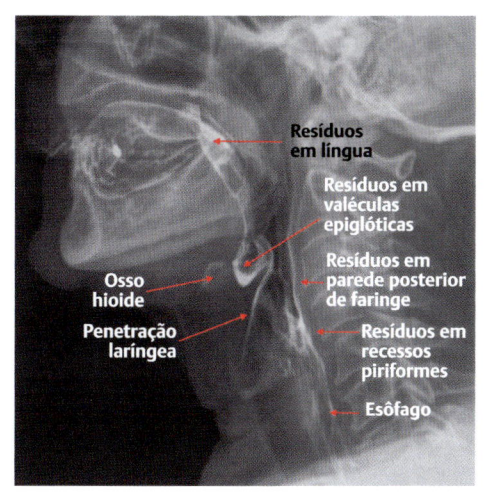

ACHADOS DOS EXAMES DE VIDEOFLUOROSCOPIA E VIDEOENDOSCOPIA DA DEGLUTIÇÃO

Fig. 5-25. Resíduo discreto (< 25,0%) em:[1] assoalho de boca, resíduo moderado (25,0% a 50,0%) em:[1] língua, valéculas epiglóticas, recessos piriformes; grau de penetração laríngea e aspiração traqueal moderada (até 25,0%);[2] pontuação de penetração laríngea e aspiração traqueal nível 8:[3] contraste passa o nível glótico com resíduo na infraglote, mas o paciente não responde (aspiração silente).

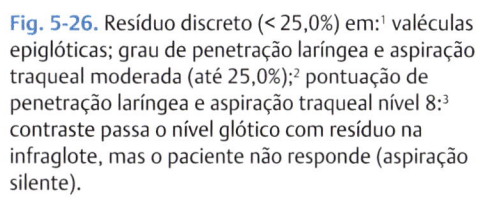

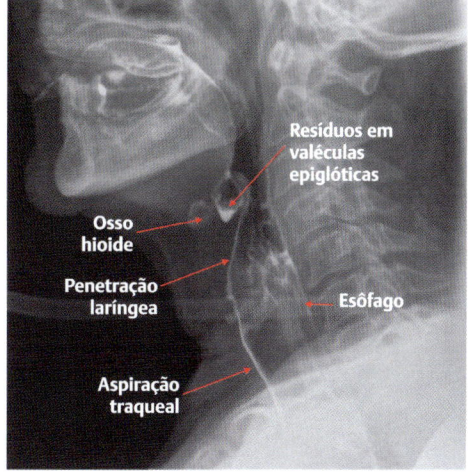

Fig. 5-26. Resíduo discreto (< 25,0%) em:[1] valéculas epiglóticas; grau de penetração laríngea e aspiração traqueal moderada (até 25,0%);[2] pontuação de penetração laríngea e aspiração traqueal nível 8:[3] contraste passa o nível glótico com resíduo na infraglote, mas o paciente não responde (aspiração silente).

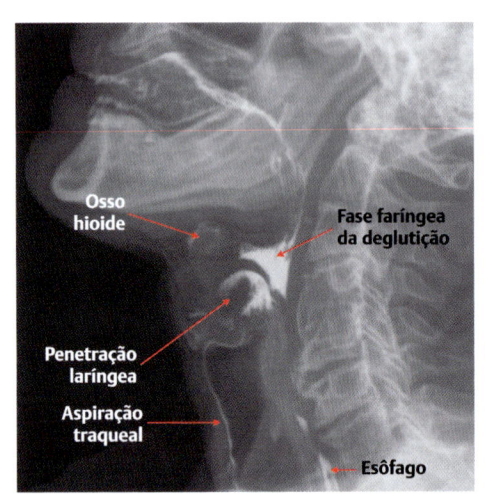

Fig. 5-27. Momento da fase faríngea da deglutição; grau de penetração laríngea e aspiração traqueal discreta (< 10,0%);[2] pontuação de penetração laríngea e aspiração traqueal nível 8:[3] contraste passa o nível glótico com resíduo na infraglote, mas o paciente não responde (aspiração silente).

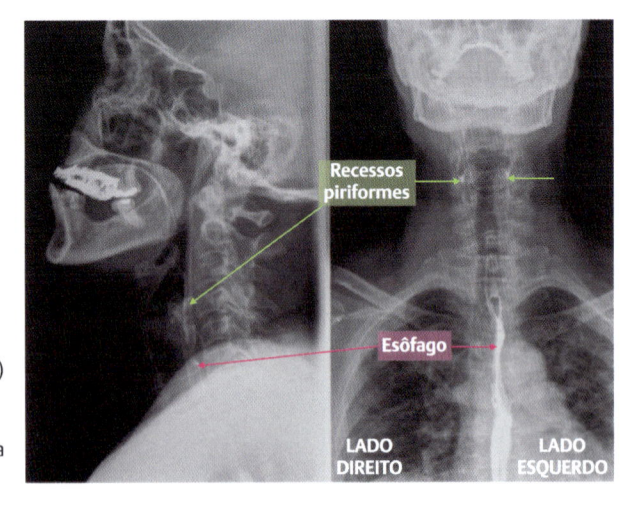

Fig. 5-28. Resíduo discreto (< 25,0%) em:[1] recessos piriformes; pontuação de penetração laríngea e aspiração traqueal nível 1:[3] contraste não entra em vias aéreas.

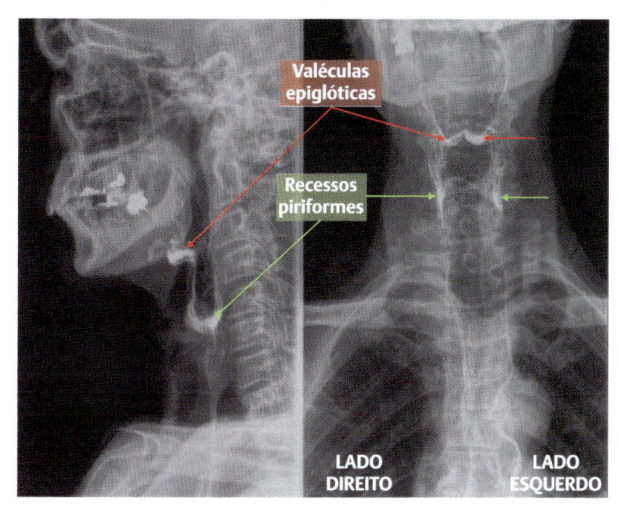

Fig. 5-29. Resíduo moderado (25,0% a 50,0%) em:[1] valéculas epiglóticas e recessos piriformes; pontuação de penetração laríngea e aspiração traqueal nível 1:[3] contraste não entra em vias aéreas.

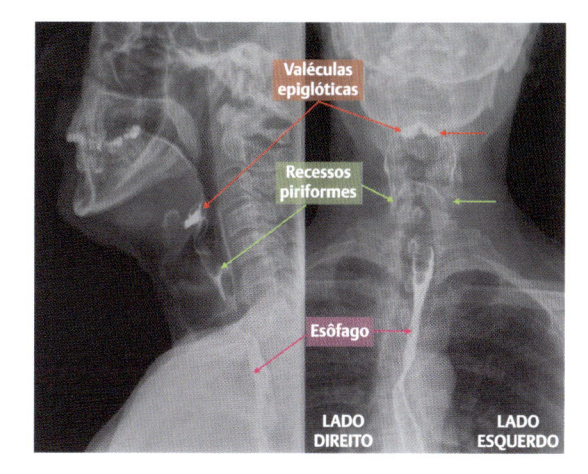

Fig. 5-30. Resíduo discreto (< 25,0%) em:[1] recessos piriformes, resíduo moderado (25,0% a 50,0%) em valéculas epiglóticas;[1] pontuação de penetração laríngea e aspiração traqueal nível 1:[3] contraste não entra em vias aéreas.

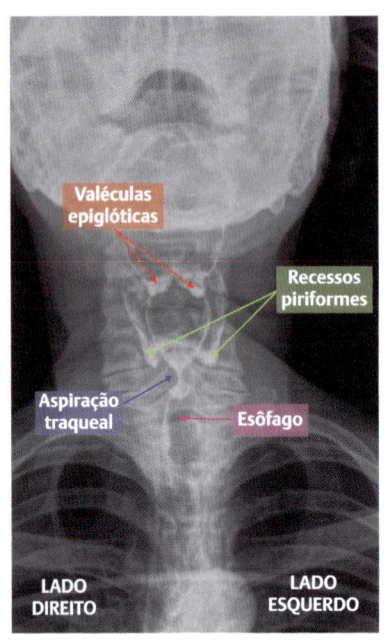

Fig. 5-31. Resíduo moderado (25,0% a 50,0%) em:[1] valéculas epiglóticas e recessos piriformes; pontuação de penetração laríngea e aspiração traqueal nível 8:[3] contraste passa o nível glótico com resíduo na infraglote, mas o paciente não responde (aspiração silente).

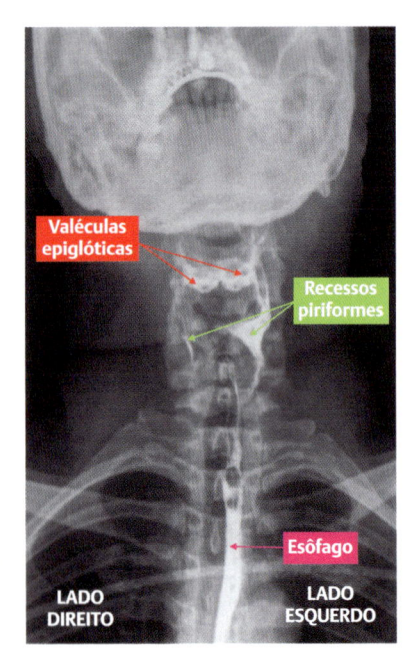

Fig. 5-32. Resíduo moderado (25,0% a 50,0%) em:[1] valéculas epiglóticas, resíduo grave (> 50,0%) em:[1] recesso piriforme esquerdo; pontuação de penetração laríngea e aspiração traqueal nível 1:[3] contraste não entra em vias aéreas.

ACHADOS DOS EXAMES DE VIDEOFLUOROSCOPIA E VIDEOENDOSCOPIA DA DEGLUTIÇÃO

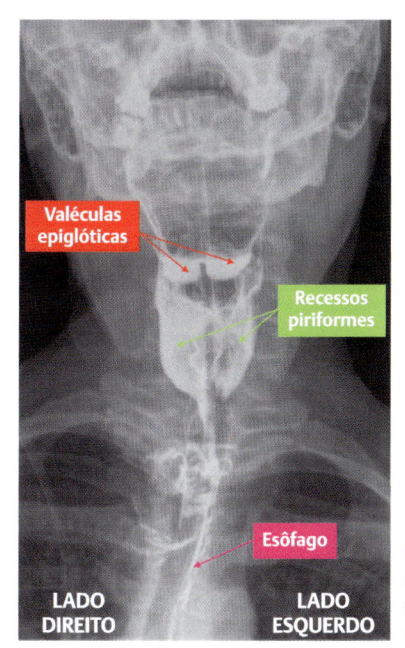

Fig. 5-33. Resíduo grave (> 50,0%) em:[1] valéculas epiglóticas e recessos piriformes; pontuação de penetração laríngea e aspiração traqueal nível 1:[3] contraste não entra em vias aéreas.

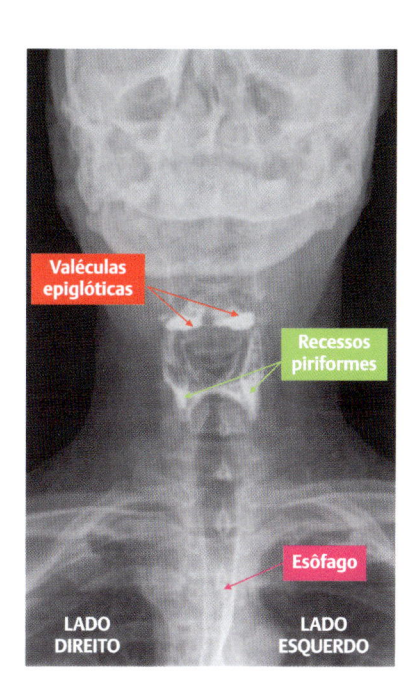

Fig. 5-34. Resíduo moderado (25,0% a 50,0%) em:[1] valéculas epiglóticas e recessos piriformes; pontuação de penetração laríngea e aspiração traqueal nível 1:[3] contraste não entra em vias aéreas.

CAPÍTULO 5

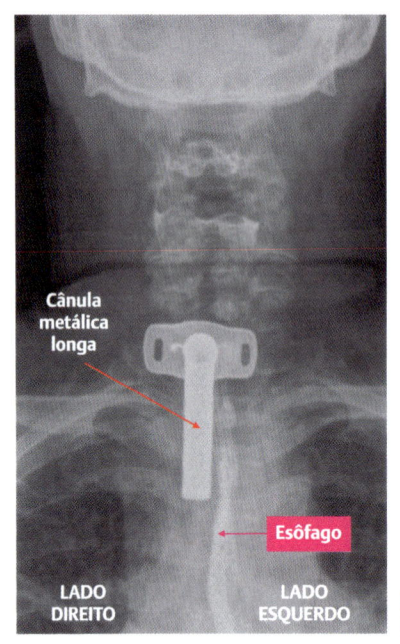

Fig. 5-35. Visualização da cânula de traqueostomia metálica longa.

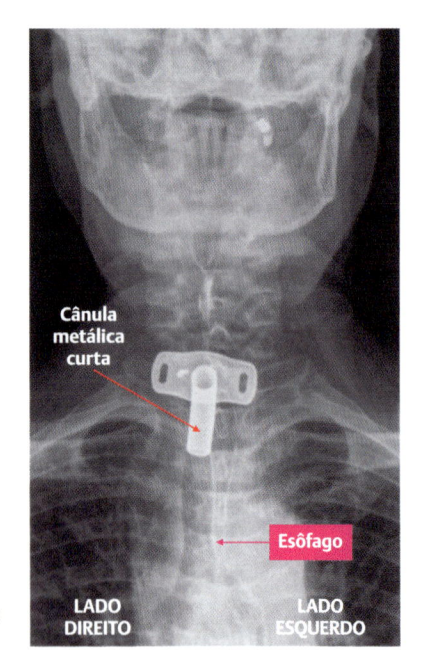

Fig. 5-36. Visualização da cânula de traqueostomia metálica curta.

ACHADOS DOS EXAMES DE VIDEOFLUOROSCOPIA E VIDEOENDOSCOPIA DA DEGLUTIÇÃO

O QUE OBSERVAR DURANTE O EXAME DE VIDEOENDOSCOPIA DA DEGLUTIÇÃO?

Fase oral
- Escape intraoral: escape do bolo alimentar da cavidade oral para a hipofaringe antes da propulsão do bolo alimentar.
- Estase salivar.

Fase faríngea
- Alteração do fechamento do véu palatino: escape nasal.
- Estase salivar.
- Penetração laríngea: antes ou após a deglutição.
- Aspiração traqueal: antes ou após a deglutição.
- Reflexo de tosse? Presente ou silente: observar limpeza.
- Resíduos e *clearance* após a deglutição em: valéculas epiglóticas, recessos piriformes, parede posterior de faringe e traqueal.

Observe nas Figuras 5-37 a 5-40, respectivamente, a visão esquemática do fibroscópio flexível na imagem do Raios X e a visão endoscópica.

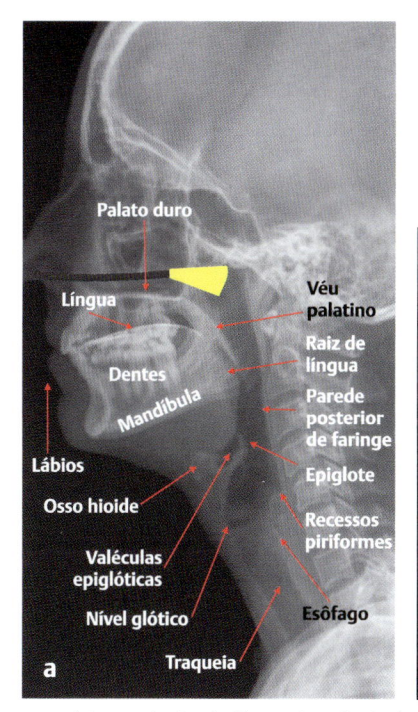

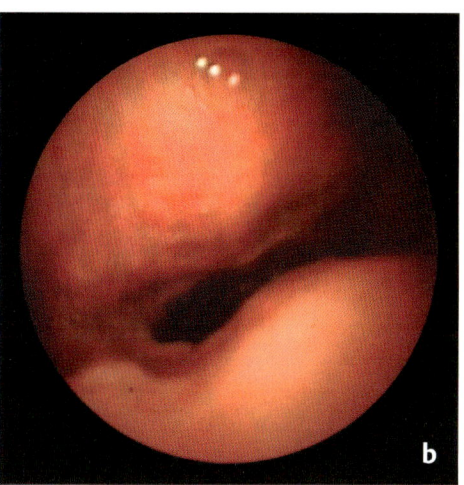

Fig. 5-37. (a) Introdução do fibroscópio flexível em região de nasofaringe e (b) visão endoscópica do véu palatino.

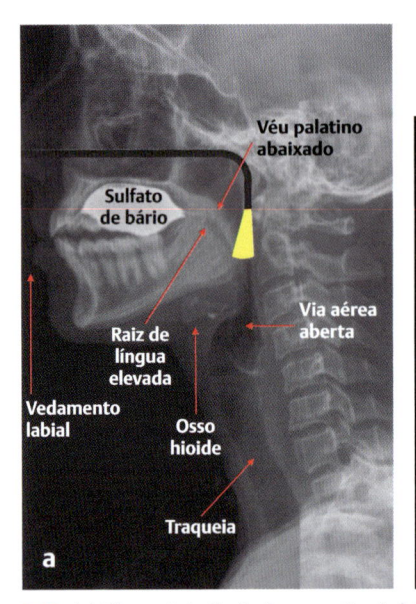

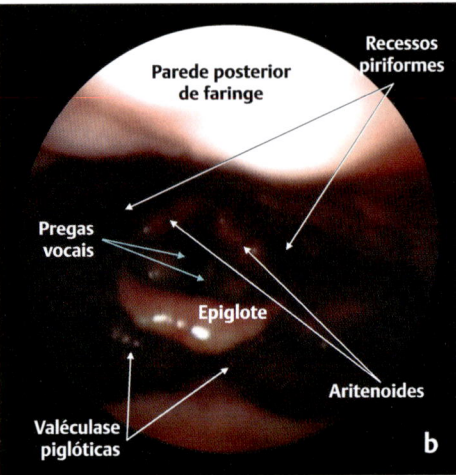

Fig. 5-38. (a) Fibroscópio flexível em região da hipofaringe e (b) a visão endoscópica.

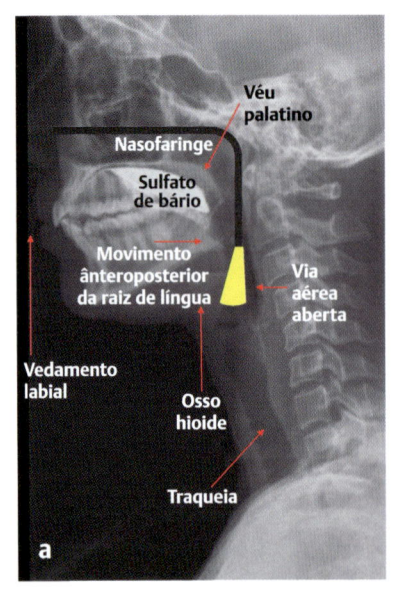

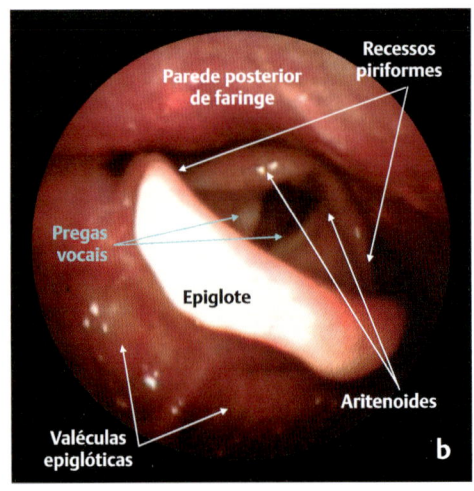

Fig. 5-39. (a) Fibroscópio flexível em região da laringe e (b) a visão endoscópica.

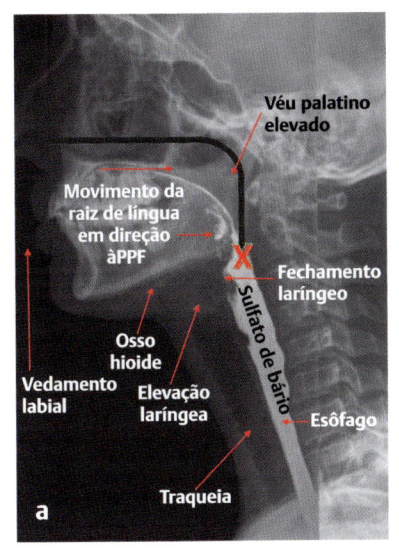

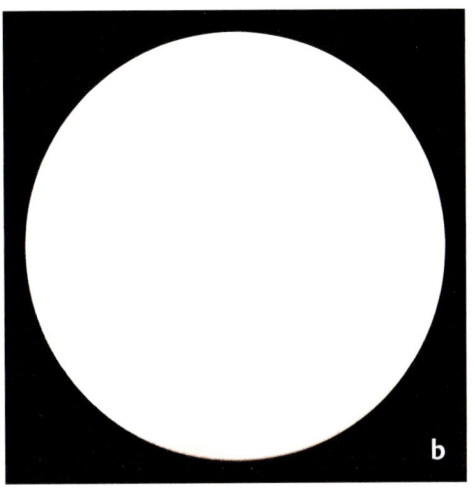

Fig. 5-40. (a) Fibroscópio flexível em região da hipofaringe no momento da deglutição e (b) visão

Para classificação endoscópica do grau da disfagia orofaríngea podemos utilizar os critérios definidos por Macedo Filho, Gomes & Furkim (2000),[5] (Quadro 5-5 e Figs. 5-41 a 5-47) e para a classificar a severidade da disfagia é utilizada a Escala de Severidade das Disfagias de O´Neil *et al.* (1999),[4] (Quadro 5-4).

Quadro 5-5. Classificação do Grau de Penetração Laríngea e/ou Aspiração Traqueal

Classificação	Grau de penetração laríngea e/ou aspiração traqueal
Grau 0 (normal)	▪ Contenção oral normal ▪ Reflexos presentes ▪ Ausência de estase salivar, alimentar e aspiração ▪ Menos de três tentativas de propulsão do bolo
Grau I (leve)	▪ Estase pós-deglutição pequena ▪ Menos de três tentativas de propulsão do bolo ▪ Ausência de regurgitação nasal e penetração laríngea
Grau II (moderado)	▪ Estase salivar moderada ▪ Maior estase pós-deglutição ▪ Mais de três tentativas de propulsão do bolo ▪ Regurgitação nasal ▪ Redução da sensibilidade laríngea com penetração, porém sem aspiração traqueal
Grau III (grave)	▪ Grande estase salivar ▪ Piora acentuada pós-deglutição ▪ Propulsão débil ou ausente ▪ Regurgitação nasal ▪ Aspiração traqueal

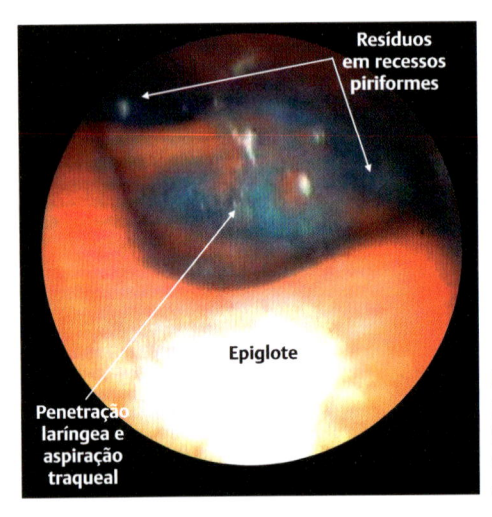

Fig. 5-45. Resíduos em recessos piriformes com penetração laríngea e aspiração traqueal. Grau III (grave):[5] grande estase salivar, aumento da quantidade de resíduos após deglutição, propulsão débil ou ausente, regurgitação e aspiração traqueal.

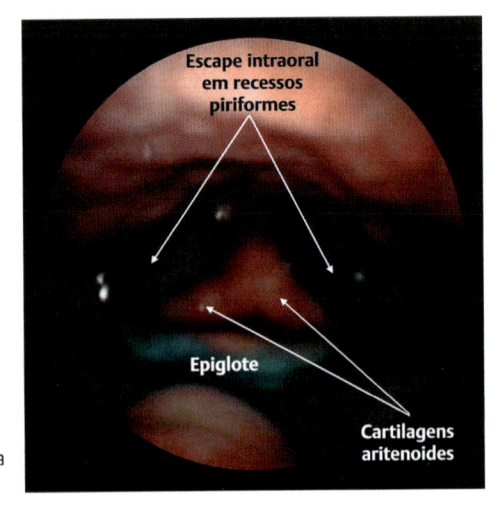

Fig. 5-46. Escape intraoral com a consistência alimentar corada em recessos piriformes e via aérea aberta.

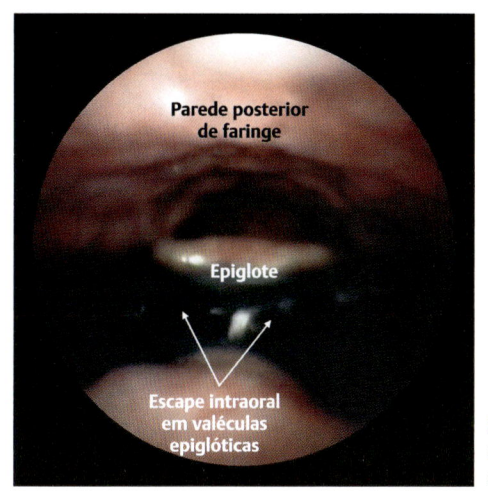

Fig. 5-47. Escape intraoral com a consistência alimentar corada em valéculas epiglóticas e via aérea aberta.

REFERÊNCIAS BIBLIOGRÁFICAS
1. Eisenhuber E, Schima W, Schober E, Pokieser P, Stadler A, Scharitzer M, Oschatz E. Videofluoroscopic assessment of patients with dysphagia: pharyngeal retention is a predictive factor for aspiration. AJR Am J Roentgenol. 2002;178(2):393-8.
2. Frederick MG, Ott DJ, Grishaw EK, Gelfand DW, Chen MY. Functional abnormalities of the pharynx: a prospective analysis of radiographic abnormalities relative to age and symptoms. AJR Am J Roentgenol. 1996;166(2):353-7.
3. Rosenbek JC, Robbins JA, Roecker EB, Coyle JL, Wood JL. A penetration-aspiration scale. Dysphagia. 1996;11(2):93-8.
4. O'Neil KH, Purdy M, Falk J, Gallo L. The Dysphagia outcome and severity scale. Dysphagia.1999;14(3): 139-45.
5. Macedo Filho E, Gomes GF, Furkim AM. Manual de cuidados do paciente com disfagia. São Paulo: Lovise, 2000.

ESTRATÉGIAS TERAPÊUTICAS

POSTURAS DE DEGLUTIÇÃO

As técnicas posturais NÃO alteram a fisiologia da deglutição e SIM o fluxo dos alimentos e dos líquidos. Tem como objetivo facilitar a eficiência e a segurança da passagem do alimento da cavidade oral para a faringe e o esôfago.[1]

A seguir são apresentados alguns exemplos de posturas, por que realizar, como realizar e dica dos autores.

Cabeça para Baixo/Flexão de Cabeça/Queixo para Baixo[2-5]

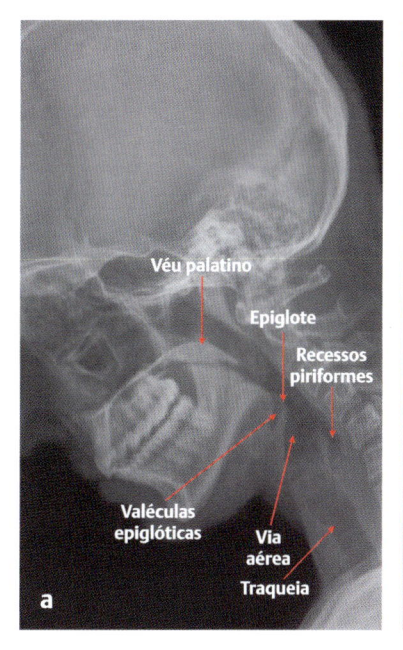

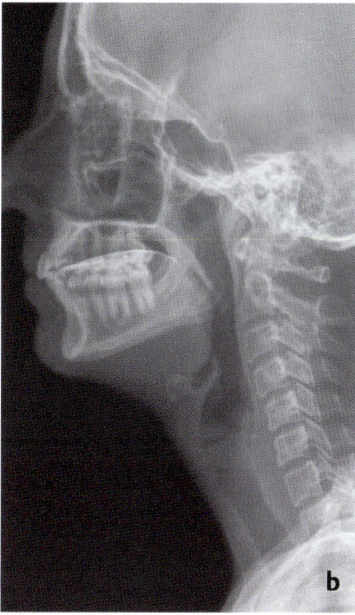

Fig. 6-1. (**a**) Exame de Videofluoroscopia da Deglutição em visão lateral realizando a postura de deglutição queixo para baixo. (**b**) Exame de Videofluoroscopia da Deglutição em visão lateral sem postura. *(Continua)*

CAPÍTULO 6

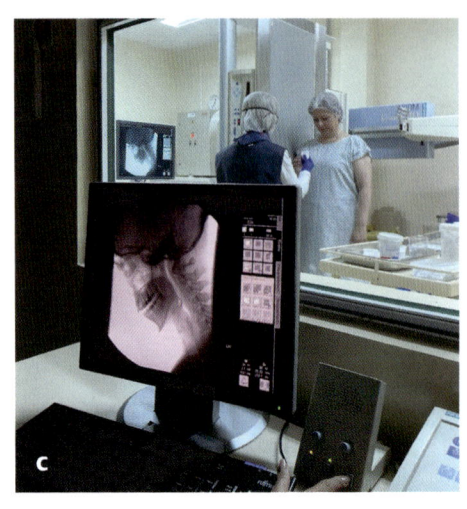

Fig. 6-1. *(Cont.)* (c) Oferta da consistência alimentar utilizando a postura de deglutição queixo para baixo.

Estratégia terapêutica	Por que realizar?	Como realizar?	Dica dos autores!
Cabeça para baixo/ Flexão de cabeça/ Queixo para baixo	▪ Auxilia no fechamento do vestíbulo laríngeo ▪ Evita o escape intraoral impedindo a aspiração antes da deglutição ▪ Protege a via aérea inferior, pois a sua entrada é estreitada ▪ Aumenta o espaço valecular evitando que o bolo alimentar entre nas vias aéreas ▪ Empurra a raiz de língua e a epiglote contra a parede da faringe, aumentando a pressão da passagem do alimento ▪ Resulta de um atraso na fase faríngea	▪ Posicionar a cabeça inclinada para frente (queixo para baixo) durante a deglutição	▪ Indicada para pacientes que apresentam atraso do reflexo da deglutição ou com redução da movimentação posterior da raiz de língua. ▪ Os pacientes com fraqueza nos lábios podem apresentar o escape extraoral, sugere segurar os lábios ou utilizar utensílio como o copo recortado para evitar o escape extraoral e evitar a extensão de cabeça. (Fig. 6-2). ▪ Devido ao aumento do espaço valecular, possibilita resíduos em valéculas epiglóticas, sendo necessárias deglutições múltiplas.

ESTRATÉGIAS TERAPÊUTICAS

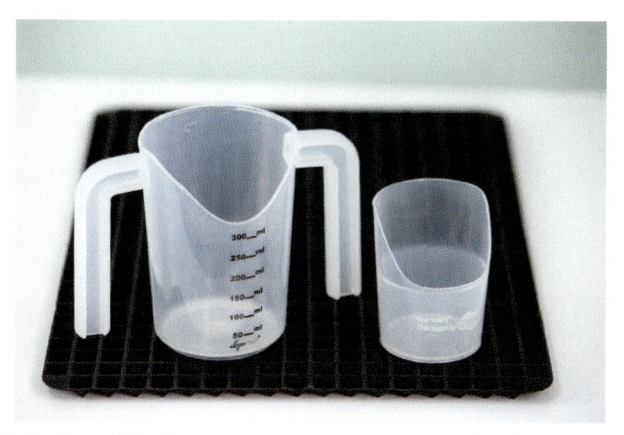

Fig. 6-2. Representação fotográfica dos copos com recorte para o encaixe do nariz.

Cabeça para Trás/Extensão de Cabeça[1-3,6]

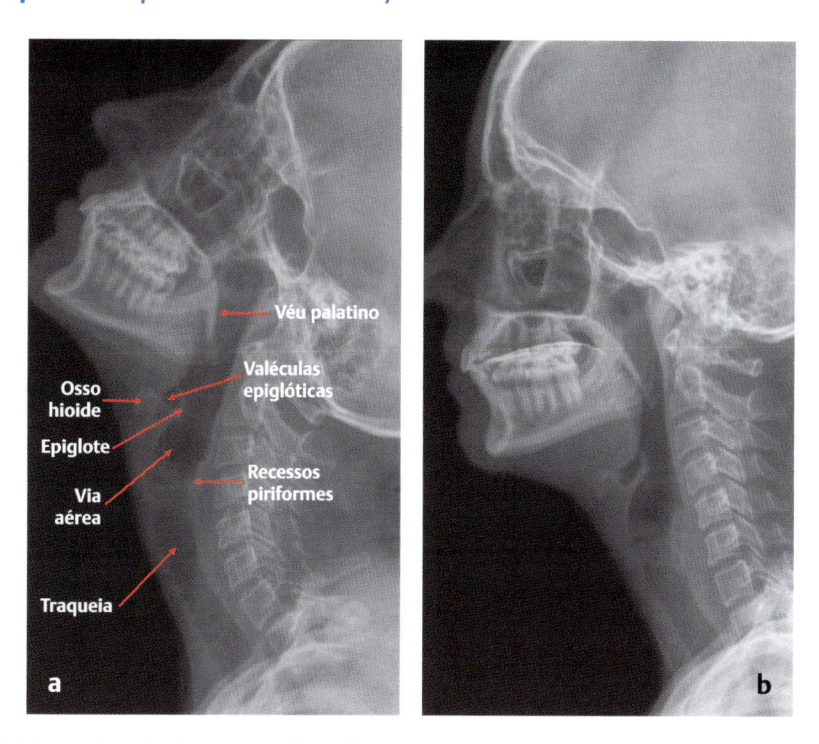

Fig. 6-3. (a) Exame de Videofluoroscopia da Deglutição em visão lateral realizando a postura de deglutição cabeça para trás. (b) Exame de Videofluoroscopia da Deglutição em visão lateral sem postura *(Continua)*.

CAPÍTULO 6

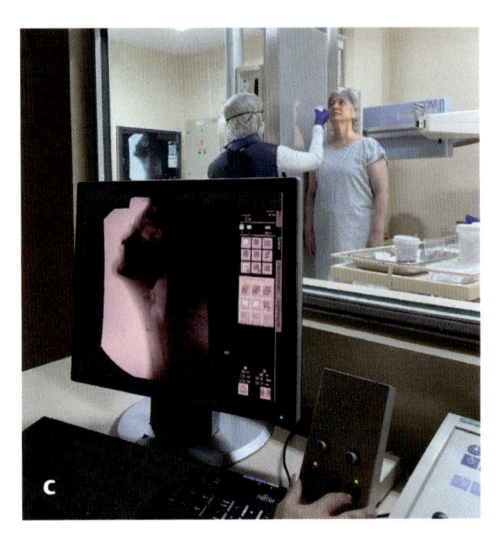

Fig. 6-3. *(Cont.)* (c) Oferta da consistência alimentar utilizando a postura de deglutição cabeça para trás.

Estratégia terapêutica	Por que realizar?	Como realizar?	Dica dos autores!
Cabeça para trás/ Extensão de cabeça	▪ Aumenta a velocidade do tempo de trânsito oral ▪ Facilita a descida gravitacional do alimento da cavidade oral para a faringe	▪ Posicionar a cabeça inclinada para trás (olhando para cima) durante a deglutição.	▪ Indicada para pacientes que apresentam dificuldades na fase oral da deglutição, como por exemplo: alterações no movimento da língua, dificuldade para ejetar o alimento com redução na propulsão do bolo. ▪ O paciente deve apresentar a fase faríngea da deglutição adequada, isto é, sem risco de aspiração traqueal. ▪ A velocidade do tempo de trânsito oral vai depender da consistência alimentar ofertada: a líquida fina terá o trânsito mais rápido do que o moderadamente espessado. ▪ Pensar clinicamente antes da oferta!

ESTRATÉGIAS TERAPÊUTICAS

Rotação de Cabeça para o Lado Comprometido[1,7,8]

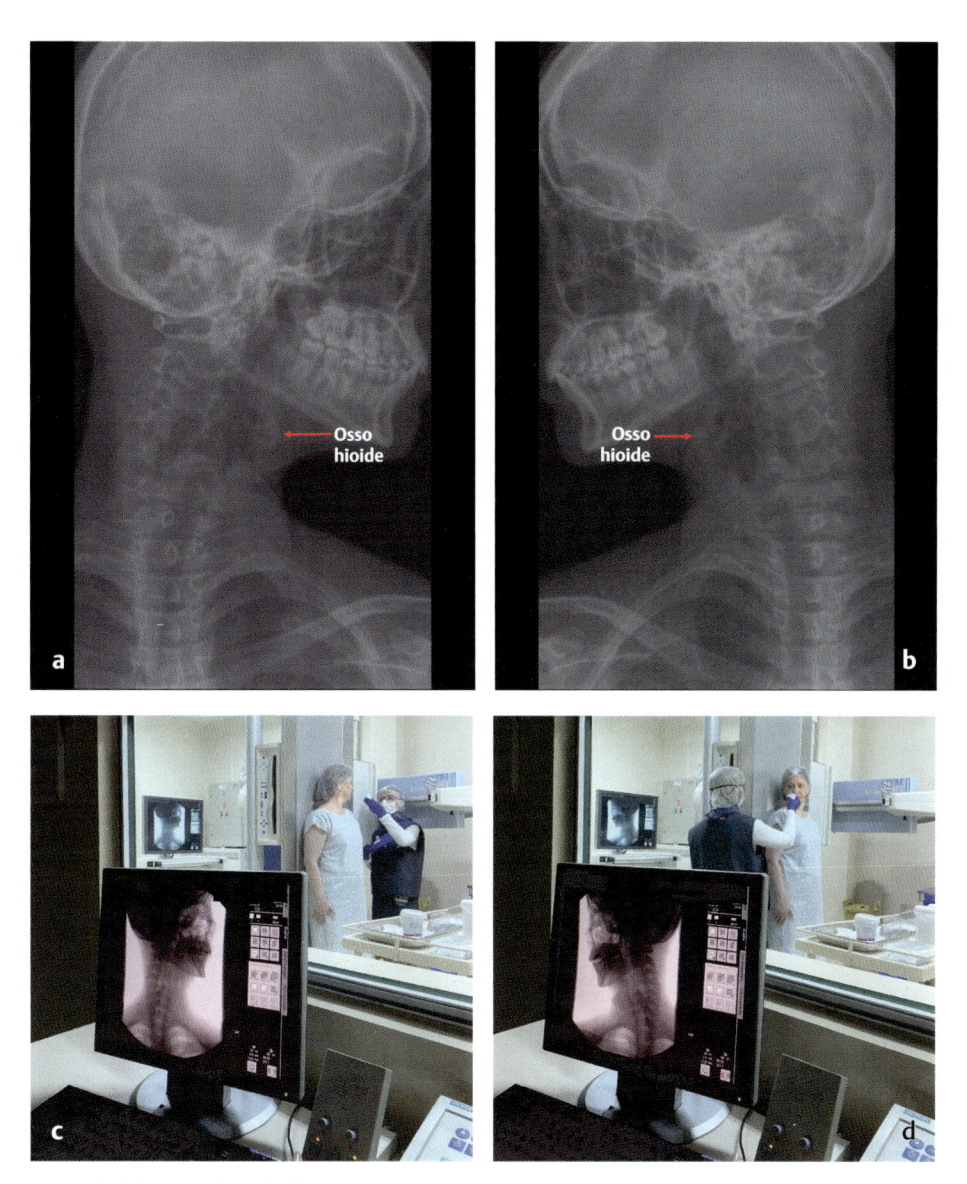

Fig. 6-4. (a, b) Exame de Videofluoroscopia da Deglutição em visão anteroposterior realizando a postura de deglutição rotação de cabeça para ambos os lados. (c, d) Oferta da consistência alimentar utilizando a postura de deglutição rotação de cabeça.

Estratégia terapêutica	Por que realizar?	Como realizar?	Dica dos autores!
Rotação de cabeça para o lado comprometido	▪ Favorece o trânsito do bolo alimentar para o lado da faringe e recesso piriforme não comprometido, isto é, passagem do bolo alimentar para o lado mais forte. ▪ Realiza pressão sobre a prega vocal comprometida, movendo-a em direção à linha média, facilitando o fechamento da via aérea durante a alimentação	▪ Posicionar a cabeça para o lado comprometido (lado direito = queixo no ombro direito), ou vice-versa, durante a deglutição.	▪ Indicada para pacientes com alterações musculares unilaterais de faringe. ▪ É apropriada para pacientes com abertura cricofaríngea reduzida e movimentação laríngea anterior diminuída. ▪ É válida para pacientes com aspiração durante a deglutição devido paralisia/paresia de pregas vocais. ▪ No exame de Videofluoroscopia visualizar na visão anteroposterior para observar os resíduos em valéculas epiglóticas e/ou recessos pirifomes. ▪ Pode ser utilizada para limpeza dos recessos piriformes com a rotação de cabeça para ambos os lados.

Cabeça Inclinada para o Lado não Comprometido[1,2]

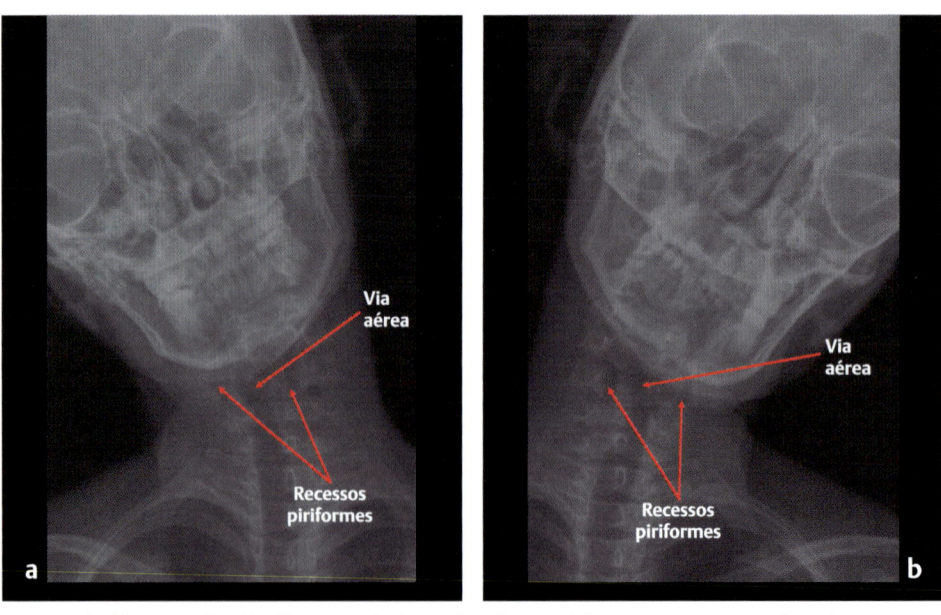

Fig. 6-5. (a, b) Exame de Videofluoroscopia da Deglutição em visão anteroposterior realizando a postura de deglutição inclinação de cabeça para ambos os lados. *(Continua)*.

ESTRATÉGIAS TERAPÊUTICAS

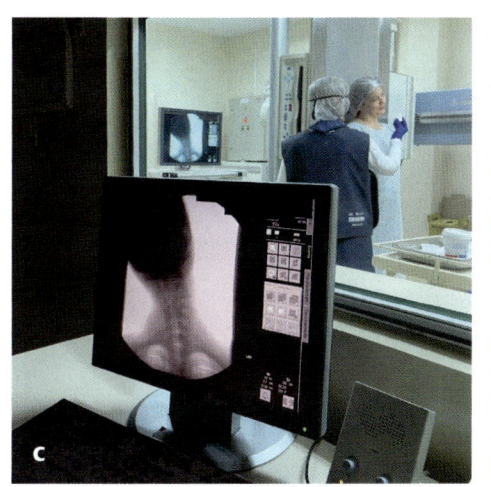

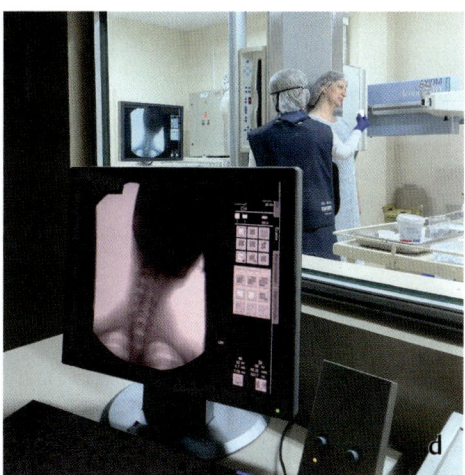

Fig. 6-5. *(Cont.)* (c, d) Oferta da consistência alimentar utilizando a postura de deglutição inclinação de cabeça.

Estratégia terapêutica	Por que realizar?	Como realizar?	Atenção!
Cabeça inclinada para o lado não comprometido	▪ Faz com que o alimento desça, seja impulsionado preferencialmente pelo lado melhor da cavidade oral e faríngea. ▪ Auxilia na descida do alimento pelo lado mais eficiente da cavidade oral e da faringe. ▪ Evita resíduos orais em vestíbulo lateral comprometido/ lado mais fraco.	▪ Posicionar a cabeça inclinada para o lado melhor durante a deglutição (lado direito = orelha direita no ombro direito), ou vice-versa	▪ Indicada para pacientes com fraqueza oral e/ou faríngea unilateral.

MANOBRAS DE DEGLUTIÇÃO

As manobras de proteção de vias aéreas têm como objetivo tentar eliminar ou reduzir as possíveis penetrações e/ou aspirações traqueais durante a alimentação. Elas modificam a fisiologia da fase faríngea da deglutição,[1] desta forma o ideal é o paciente ter um bom cognitivo e atenção para realizá-las.

Nos Quadros 6-1 a 6-5 e Figura 6-6 são apresentados alguns exemplos de manobras, por que realizar, como realizar e dica dos autores.

Quadro 6-1. Deglutição Supraglótica e Super-Supraglótica[1,8,9]

Estratégia terapêutica	Por que realizar?	Como realizar?	Dica dos autores!
Deglutição Supraglótica	▪ Promove e mantém o fechamento glótico antes e após a deglutição ▪ Protege a via aérea inferior	▪ Consiste em introduzir o alimento na boca; mastigar; posicioná-lo sobre a língua; inspirar; prender a respiração; deglutir com a respiração ainda presa; tossir imediatamente após a deglutição para expulsar o resíduo alimentar, se houver; respirar	▪ Indicado para pacientes com fechamento reduzido ou tardio de pregas vocais, favorecendo uma alimentação segura ▪ O ideal é testar essa manobra no exame de Videofluoroscopia quando o paciente já sabe utilizá-la ▪ Sugerimos treinar com o estetoscópio em região laríngea (ausculta cervical) solicitando prender e soltar o ar, observando o fluxo aéreo
Deglutição Super-supraglótica	▪ Protege a via aérea, maximizando o fechamento das pregas vocais e pregas vestibulares, ou seja, do vestíbulo laríngeo e da glote	▪ Do mesmo modo da Manobra Supraglótica, porém com mais força do que na deglutição supraglótica	▪ Indicado para pacientes com fechamento reduzido ou tardio de pregas vocais, favorecendo uma alimentação segura

Quadro 6-2. Manobra de Mendelsohn[1,8,10]

Estratégia terapêutica	Por que realizar?	Como realizar?	Atenção!
Manobra de Mendelsohn	▪ Favorece a elevação da laringe durante a deglutição ▪ Aumenta a extensão e tempo da sustentação laríngea ▪ Aumenta a duração da abertura do esfíncter esofágico superior ▪ Reduz os resíduos em recessos piriformes	▪ Consiste em introduzir o alimento na boca; mastigar; posicioná-lo sobre a língua; no meio da deglutição, quando sentir a laringe elevada (no alto), mantê-la por segundos elevada e depois relaxá-la	▪ Indicada para pacientes que apresentam diminuição da elevação laríngea e redução da abertura do cricofaríngeo

ESTRATÉGIAS TERAPÊUTICAS

Quadro 6-3. Manobra de Masako[11-13]

Estratégia terapêutica	Por que realizar?	Como realizar?	Atenção!
Manobra de Masako (Fig. 6-6)	▪ Aumenta a constrição das paredes laterais e posteriores da faringe favorecendo a propulsão do alimento	▪ Introduzir o alimento na boca; mastigar; posicioná-lo sobre a língua; deglutir com a língua entre os dentes	▪ Indicado para pacientes que apresentam resíduos em região faríngea

Quadro 6-4. Manobra de Esforço/Deglutição com Esforço[1,14,15]

Estratégia terapêutica	Por que realizar?	Como realizar?	Dica dos autores!
Deglutição com esforço/Manobra de esforço	▪ Aumenta a pressão na fase oral, facilitando a ejeção do bolo em direção à fase faríngea da deglutição ▪ Aumenta a constrição das paredes laterais e posteriores da faringe favorecendo a propulsão do alimento ▪ Auxilia no clareamento do bolo em valéculas epiglóticas, devido ao aumento do movimento/pressão posterior de raiz de língua durante a fase faríngea da deglutição	▪ Deglutir com esforço, isto é, contrair com força a língua e os músculos da faringe durante a deglutição	▪ Indicado para pacientes que apresentam resíduos em região orofaríngea: cavidade oral, raiz de língua, valéculas epiglóticas, parede posterior de faringe e recessos piriformes No exame de Videofluoroscopia visualizar na visão anteroposterior para observar os resíduos em valéculas epiglóticas e/ou recessos piriformes

Quadro 6-5. Deglutições Múltiplas[1,11]

Estratégia terapêutica	Por que realizar?	Como realizar?	Atenção!
Deglutições múltiplas	▪ Limpa os resíduos em cavidade oral e em recessos faríngeos	▪ Deglutir várias vezes consecutivas após ingerir o alimento	▪ Indicado para pacientes que apresentam resíduos em região orofaríngea

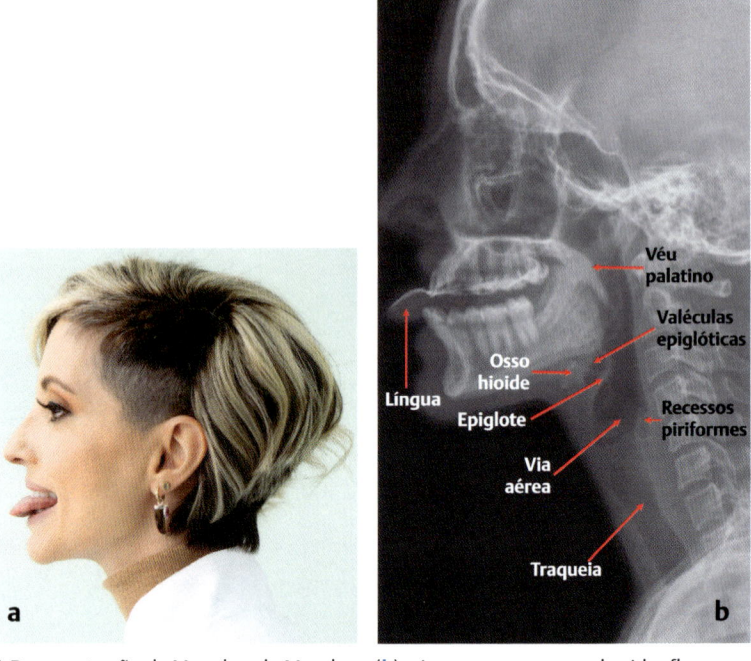

Fig. 6-6. (a) Demonstração da Manobra de Masako e (b) a imagem no exame de videofluoroscopia.

POSTURAS DE DEGLUTIÇÃO

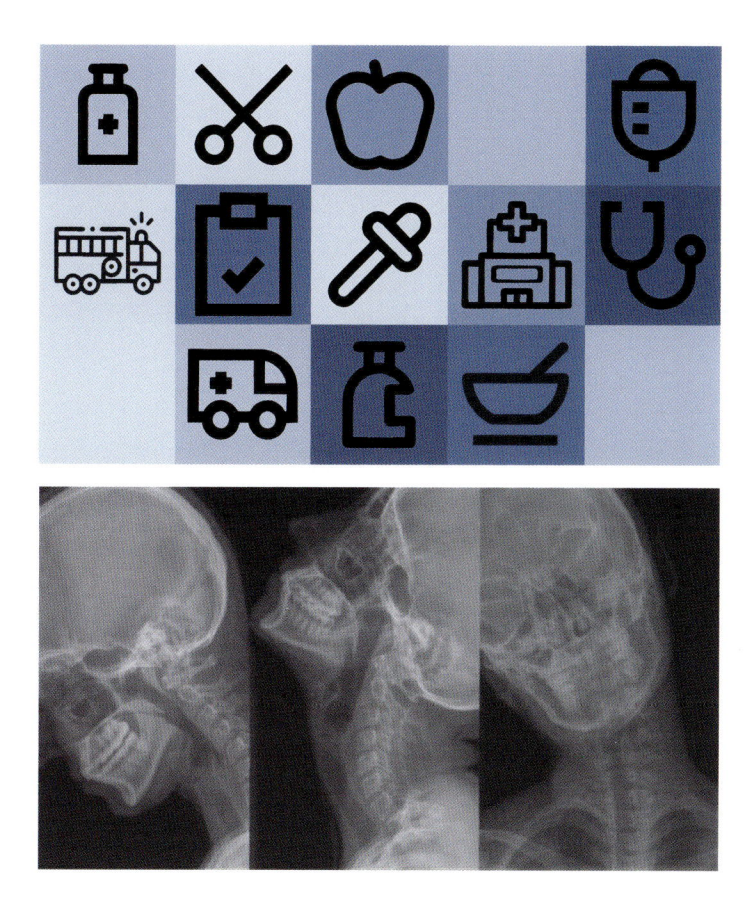

Sequência de imagens do exame de Videofluoroscopia demonstrando as Posturas de Deglutição: queixo para baixo, cabeça para trás, rotação de cabeça para o lado esquerdo e inclinação de cabeça para o lado direito.

Esta página tem conteúdo em Realidade aumentada.
Acesse o app IPO Disfagia, clique em começar.
Aponte a câmera do seu smartphone ou tablet para a imagem acima.

CAPÍTULO 6

MANOBRA DE MASAKO

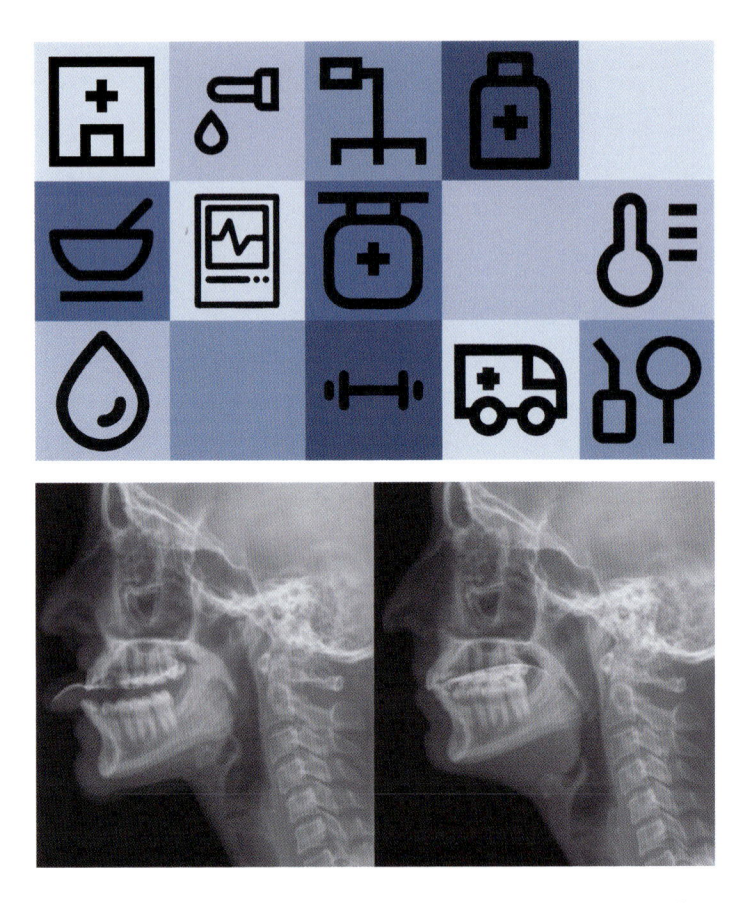

Exame de Videofluoroscopia da Deglutição demonstrando a Manobra de Masako.

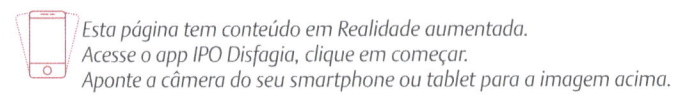

Esta página tem conteúdo em Realidade aumentada.
Acesse o app IPO Disfagia, clique em começar.
Aponte a câmera do seu smartphone ou tablet para a imagem acima.

REFERÊNCIAS BIBLIOGRÁFICAS
1. Logemann JA. Evaluation and treatment of swallowing disorders. 2nd ed. Austin: Pro-Ed; 1998.
2. Logemann JA. Manual for the videofluorographic study of swallowing. Austin: Pro-Ed; 1993. p. 170.
3. Ekberg O. Posture of the head and pharyngeal swallowing. Acta Radiologica: Diagnosis 1986; 27(6):691-6.
4. Shannahan TK, Logemann JA, Rademaker AW, Pauloski BR, Kahrilas PJ. Chin down posture effect on aspiration in dysphagia patients. Arch Phys Med Rehabil. 1993;74(7):736-9.
5. Welch MV, Logemann JA, Rademaker AW, Kahrilas SP. Changes in pharyngeal dimensions effectid by chin tuck. Arch Phys Med Rehabil. 1993;74(2):178-81.
6. Martin RE, Sessle BJ. The role of the cerebral cortex in swallowing. Dysphagia. 1993;8(3):195-9.
7. Logemann JA, Kahrilas PJ, Kobara M, Vakil N. The benefit of head rotation on pharyngoesophageal dysphagia. Arch Phys Med Rehabil. 1989;70(10):767-71.
8. Logemann JA, Kahrilas PJ. Relearning to swallow after stroke- application of maneuvers and indirect biofeedback: A case study. Neurology 1990, 40:1136-8.
9. Ohmae Y, Logemann JA, Hanson DG, Kaiser P, Kahrilas PJ. Effects of two breathholding maneuvers on oropharyngeal swallow. Am Otol Rhinol Laryngol. 1996;105(2):123-31.
10. Bisch E, Logemann JÁ, Rademaker A, Kahrilas P, Lazarus C. Pharyngeal effects of bolus volume, viscosity, and temperature in patients with dysphagia resulting from neurologic impairment and in normal subjects. Journal of Speech and Hearing Research. 37(5):1041-59.
11. Furkim AM. Fonoterapia nas disfagias orofaríngeas neurogênicas. In: Furkim AM, Santini C. Disfagias Orofaríngeas. 2001. São Paulo. Pró-Fono.
12. Crary M, Groher M. Introduction to adult swallowing disorders. St. Louis, Missouri: Butterworth-Heinemann, 2003.
13. Fujiu M, Logemann JÁ, Pauloski BR. Increased postoperative posterior pharyngeal wall movement in patients with anterior oral cancer: preliminary findings and possible implications for treatment. Am J Speech Lang Pathol. 1995;4(2): 24-30.
14. Kahrilas PJ, Logemann JA, Lin S, Ergun GA. Pharyngeal clearance during swallowing: a combined manometric and videofluoroscopic study. Gastroenterology. 1992;103(1):128-36.
15. Pouderoux P, Ergun GA, Lin S, Kahrilas PJ. Esophageal bolus transit imaged by ultrafast computerized tomography. Gastroenterology. 1996;110(5):1422-28.

EXAME AUXILIAR NA AVALIAÇÃO CLÍNICA DA DEGLUTIÇÃO – ANÁLISE ACÚSTICA DA DEGLUTIÇÃO

CAPÍTULO 7

INTRODUÇÃO

Segundo a Organização Mundial da Saúde,[1] a frequência, a gravidade, a necessidade do pronto reconhecimento e o tratamento adequado da disfagia, constituem um desafio tanto pelo impacto à saúde quanto pelas repercussões na vida das pessoas e suas famílias, pois podem acarretar prejuízos nos aspectos nutricionais, de hidratação, no estado pulmonar, no prazer alimentar e equilíbrio social do indivíduo.

Nesse contexto, nota-se, portanto, a importância do diagnóstico da disfagia para que possam ser tomadas as decisões sobre o seu tratamento da forma mais rápida possível, evitando possíveis complicações e agravamentos nos quadros clínicos dos enfermos.

Para auxiliar na avaliação clínica da deglutição, é possível utilizar marcadores instrumentais, que ainda estão em aperfeiçoamento, como a ausculta cervical, oximetria e outros métodos observacionais.[2,3]

A ausculta cervical vem se modernizando com a evolução tecnológica, possibilitando a realização de estudos quantitativos dos sons da deglutição; há evidências claras das correspondências entre os componentes sonoros da deglutição e os eventos fisiológicos da fase faríngea; não foram comprovadas diferenças nos sons da deglutição entre crianças e adultos. Já alguns estudos apresentaram concordância entre a ausculta cervical e a avaliação videofluoroscópica da deglutição, e outros mostram a correlação positiva entre estas duas avaliações.[4]

Os sons da deglutição ocorrem durante a fase faríngea devido à pressão dirigida no trato orofaríngeo com suas válvulas representadas pelos lábios, região velofaríngea, laringe e músculo cricofaríngeo. Falhas no funcionamento do mecanismo de proteção de vias aéreas, como incoordenação na movimentação dos músculos e estruturas envolvidas no processo de deglutição e/ou atraso na abertura do esfíncter esofágico superior podem, então, alterar esse processo e resultar em aspiração, o que modifica o som ouvido na ausculta cervical, e pode gerar complicações médicas secundários (Fig. 7-1).[4,5]

Segundo Santos,[5] a ausculta cervical é um método que consiste em ouvir os sons da deglutição para avaliar principalmente a competência da fase faríngea e sua interação com a respiração mediante o uso de um instrumento de amplificação. De modo convencional, esta técnica é realizada com uso de estetoscópio, no entanto, mais recentemente outros instrumentos vêm sendo empregados, como o microfone, o acelerômetro, o estetoscópio digital e o *Sonar Doppler*. Esses instrumentos transdutores permitem a digitalização do sinal, recurso que viabiliza a análise dos sons de forma mais objetiva, considerando sua duração, frequência do sinal e amplitude da onda, entre outros aspectos.

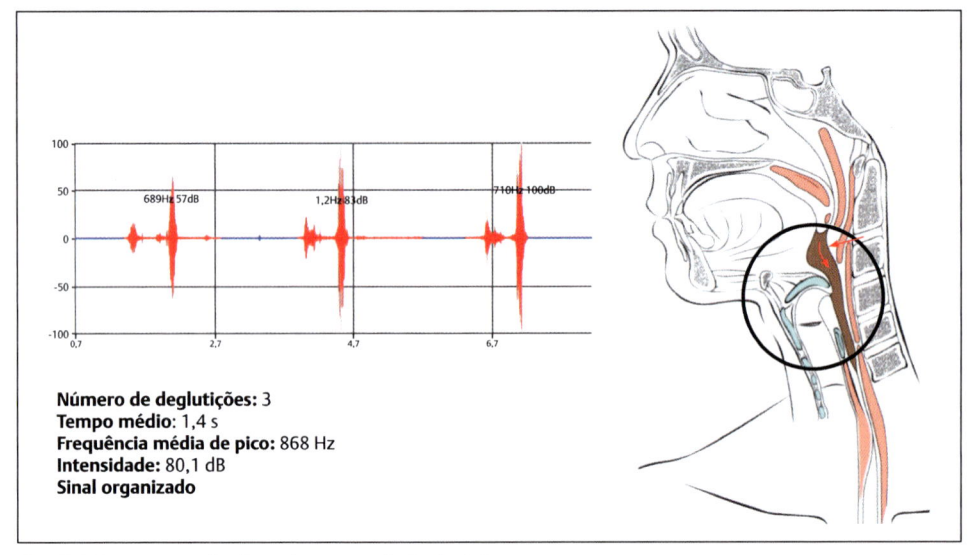

Fig. 7-1. Representação da onda sonora da deglutição.

Estabelecer o diagnóstico e o prognóstico da disfagia é fundamental para guiar o gerenciamento do distúrbio e a redução da morbidade e mortalidade a ele associado. O adequado diagnóstico e gerenciamento dos distúrbios da deglutição e da alimentação são essenciais, dada a alta incidência e prevalência da disfagia e potenciais consequências, somando o impacto aos fatores econômico-financeiros dos cuidados à saúde, qualidade de vida e sobrecarga aos cuidadores.[6,7]

A identificação precoce da disfagia orofaríngea deve ser realizada por um instrumento de rastreio e este deve determinar se o indivíduo passa ou falha, selecionando os que precisarão de uma avaliação abrangente da deglutição. Esse instrumento deve ser acessível aos profissionais da saúde envolvidos na assistência ao paciente com disfagia orofaríngea e, na presença de risco, esse paciente deve ser encaminhado para avaliação especializada.

Na literatura atual sobre instrumentos de rastreio para disfagia orofaríngea, ainda não há consenso sobre os parâmetros que devem compor esse instrumento. Além desta divergência, ainda existem outras, como quem deve aplicá-los e se pretendem identificar a disfagia orofaríngea ou aspiração laringotraqueal, produzindo divergências terminológicas sobre termos como rastrear e avaliar a disfagia orofaríngea . Outro ponto é que, apesar de nos últimos anos haver ampla discussão sobre a importância dos instrumentos de rastreio para a disfagia fornecerem interpretações válidas e confiáveis sobre os resultados que produzem,[8] muitos dos estudos encontrados não citam as etapas necessárias para a construção de um instrumento de medida, o que inclui a obtenção das evidências de validade do instrumento.

A análise acústica da deglutição pelo Sonar Doppler é uma técnica inovadora, caracterizada como um método não invasivo, sem exposição à radiação, de fácil aplicabilidade e de baixo custo, com ganho de credibilidade na avaliação clínica da deglutição.[5,9]

O método da Análise Acústica com o Sonar Doppler baseia-se na compreensão dos sons da deglutição, que fornecem pistas audíveis que podem, em princípio, auxiliar no sistema de triagem para identificar pacientes com alto risco de aspiração e penetração laríngea.[10]

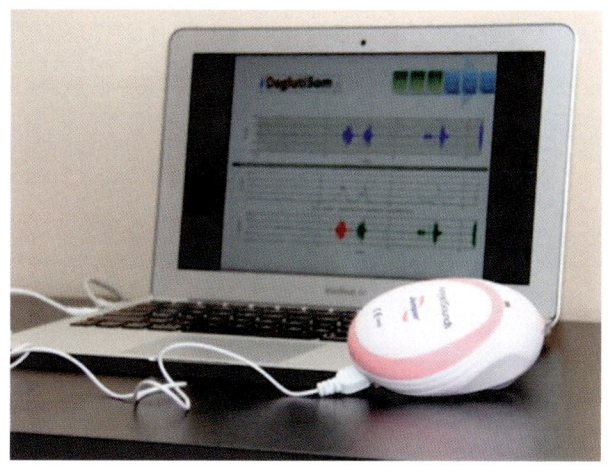

Fig. 7-2. Demonstração fotográfica do *Doppler* acoplado ao *software* DeglutiSom.

Programas de computador analisam as características dos sinais captados, fornecendo dados quantitativos, entre eles os parâmetros relativos à duração, à frequência e à intensidade do som (Fig. 7-2).[11]

Em recente revisão sistemática analisou a validade diagnóstica de diferentes métodos para avaliação dos sons de deglutição, quando comparados à Videofluoroscopia da Deglutição para detectar disfagia orofaríngea.[9] O método de análise acústica com captação dos sons através do Doppler demostrou excelente acurácia diagnóstica na discriminação dos sons de deglutição.

Ao escolher um instrumento adequado para estudo é importante que se conheça os conceitos de validade e confiabilidade.[12] A validade de um instrumento é a capacidade que este apresenta de avaliar o que se propõe, sendo um indicador da veracidade do teste. A confiabilidade ou precisão de um instrumento é a capacidade de reproduzir medidas de um mesmo fato, por um mesmo ou diferentes examinadores. Os instrumentos devem ser validados de acordo com a população a que se destinam e é também importante conhecer sua sensibilidade, especificidade e valores preditivos.[13]

AUSCULTA CERVICAL DIGITAL

Ausculta cervical digital é um método que se caracteriza por ouvir os sons da deglutição mediante o uso de um instrumento de amplificação sonora, para auxiliar na avaliação da fase faríngea da deglutição, na qual os itens avaliados são: a determinação da integridade do mecanismo de proteção das vias aéreas e o tempo desses sons associados à deglutição.

Destaca-se porque é um procedimento não invasivo e que utiliza instrumentos de baixo custo. Ela pode ser um método válido e com possível capacidade de inferência da permeação das vias aéreas, porém, há fatores que podem interferir na realização de uma ausculta cervical como a qualidade do instrumento que está sendo utilizado, o treinamento e a experiência do profissional ao realizar este procedimento.[14]

Pode-se definir os sinais acústicos da deglutição em termos de duração, medida em segundos, a qual fornece informação sobre a extensão do sinal acústico ao longo do tempo; a largura de banda de frequência, medida em hertz, refere-se a um intervalo de frequências, isto é, uma frequência de corte inferior menos uma frequência de corte superior; e a amplitude, medida em decibéis. Frequência é o número de oscilações de onda por um certo período de tempo. Estas medidas são expressas em hertz, equivalendo um hertz a uma oscilação completa por segundo.[11,15]

A busca de um método mais objetivo de avaliação dos sons da deglutição resultou na ausculta cervical digital, que pode ser realizada fazendo o uso de microfone ou acelerômetro fixados ao pescoço por meio de fita adesiva, são conectados a gravadores ou computadores que registram digitalmente o som ou a vibração produzida pela deglutição.[16] Programas de computador analisam as características dos sinais captados fornecendo dados quantitativos, dentre eles, os parâmetros relativos à duração, à frequência e à intensidade do som (Fig. 7-3).[15]

Dentre os 24 pontos do pescoço, uma varredura indicou três como sendo os melhores locais para detecção dos sinais da deglutição, por demonstrarem a maior magnitude do pico máximo do sinal da deglutição (33,2 ± 2,46 dB).[16]

São eles: 1. ponto médio entre o lugar abaixo do centro da cartilagem cricoide e o lugar imediatamente acima da jugular; 2. local sobre a borda lateral da traqueia imediatamente inferior à cartilagem cricoide; 3. local sobre o centro da cartilagem cricoide.

Abaixo a localização do aparelho Doppler para a captura do som (Fig. 7-4):

1. Região lateral da traqueia, imediatamente inferior a cartilagem cricóidea, no lado direito.
2. Região lateral da traqueia, imediatamente inferior a cartilagem cricóidea, no lado esquerdo.
3. Centro da cartilagem cricóidea.

Outro método acústico utilizado é a ausculta cervical através do Sonar Doppler, o qual vem sendo estudado como método de avaliação da deglutição há algum tempo (Fig. 7-5). Estuda-se a viabilidade da utilização do mesmo como instrumento auxiliar e objetivo para a avaliação da deglutição. Suas vantagens e contribuições na avaliação qualitativa e quanti-

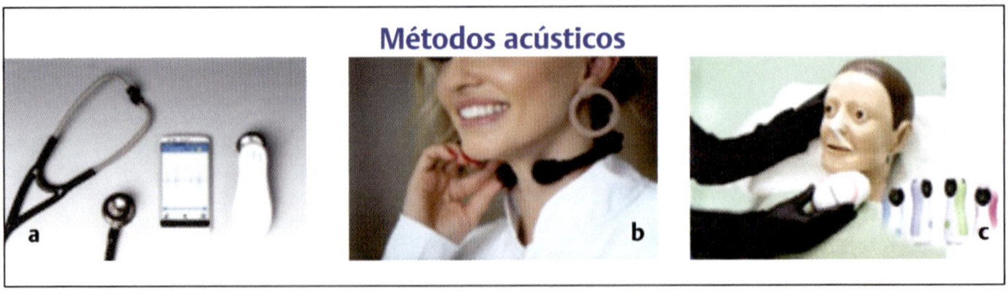

Fig. 7-3. Demonstração dos modelos de instrumentos para captura dos sons da deglutição. (a) Estetoscópio digital; (b) Laringofone; (c) Ultrassom Doppler.

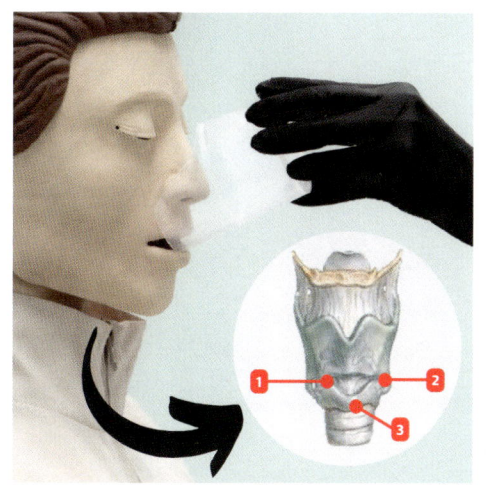

Fig. 7-4. Demonstração fotográfica do local para acoplar o Doppler.

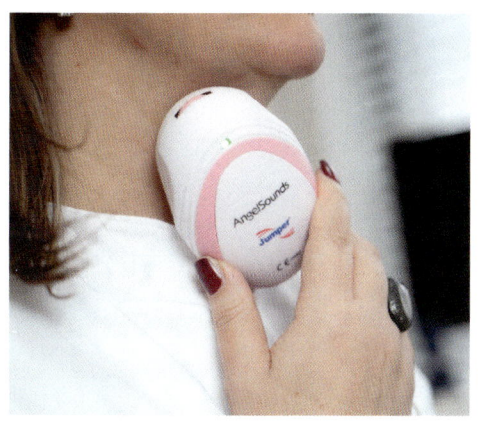

Fig. 7-5. Demonstração fotográfica do sonar Doppler acoplado a região do pescoço.

tativa da deglutição estão sendo estabelecidas.[5,17-19] Observe na Figura 7-6 a demonstração do procedimento para a análise acústica da deglutição.

O efeito Doppler foi descrito pela primeira vez por Johann Christian Doppler, em 1842.[20] Ele definiu como uma característica observada nas ondas emitidas ou refletidas por um objeto em movimento em relação ao observador. Ou seja, é a mudança na sensação de frequência, resultado de uma situação em que a fonte sonora pode se mover, deslocando-se a uma velocidade constante, e o receptor encontrando-se imóvel em algum ponto da trajetória.[17]

De acordo com os autores, o método com o Sonar Doppler não tem como objetivo substituir os métodos de Videofluoroscopia e Videonasoendoscopia da Deglutição, mas pode auxiliar na avaliação funcional da deglutição e no monitoramento do tratamento como um *biofeedback*, no qual a atividade muscular pode ser convertida em estímulo auditivo, visual ou ambos.

Santos e Macedo realizaram uma pesquisa na qual demonstraram a viabilidade do uso do Sonar Doppler como instrumento auxiliar na avaliação dos sons da deglutição e

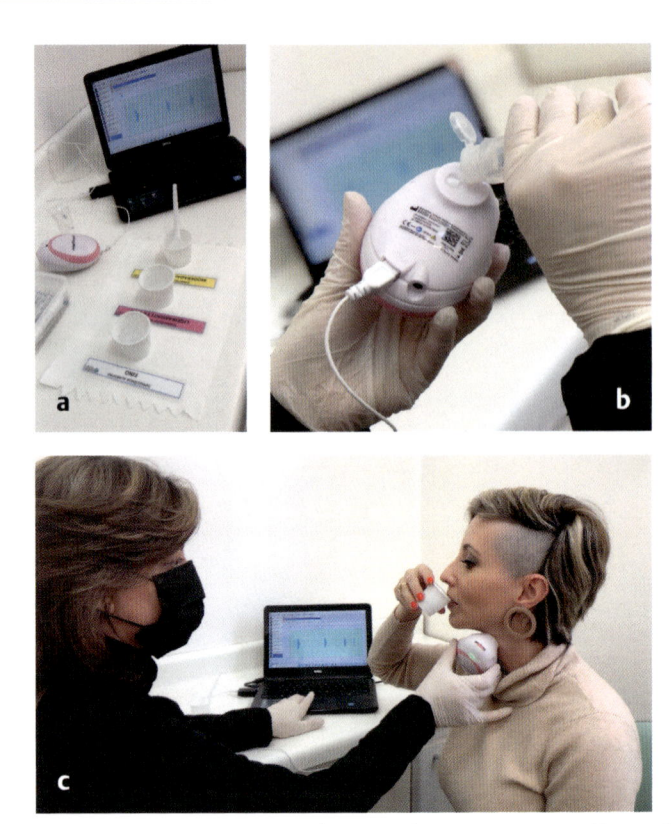

Fig. 7-6. (a-c) Demonstração passo a passo do procedimento para a análise acústica da deglutição.

na identificação de parâmetros acústicos, através de estudo com 50 adultos normais, sem queixas de deglutição, com a saliva e as consistências líquida e pastosa.[5]

Outro estudo com o Sonar foi realizado por Caglirari, Jurkiewicz e Santos,[17] que verificaram a aplicabilidade do Sonar Doppler em indivíduos de 2 a 15 anos de idade, sem disfagia orofaríngea, visando estabelecer um perfil numérico com base nos achados acústicos (sons da deglutição) e visuais (espectrograma), consequentemente, averiguando a existência de significância em relação ao sexo, às subfaixas etárias e às consistências alimentares em cada variável – frequência, intensidade e tempo de deglutição, tendo o objetivo de verificar se há interferência na deglutição relacionada com o desenvolvimento biológico da faixa etária de 2 a 15 anos de idade.

A conclusão deste trabalho foi que o Sonar Doppler, por unir meio acústico e visual no reconhecimento das características sonoras da deglutição, forneceu dados objetivos e mensuráveis. A análise estatística conclui que existe relação direta de interferência na deglutição com o desenvolvimento biológico da faixa etária estudada na pesquisa, sugerindo a viabilidade do uso do Sonar Doppler.[17]

Bernardes realizou um estudo com o objetivo de avaliar a deglutição de portadores de Doença de Parkinson, antes e depois da terapia fonoaudiológica, com o uso do Sonar Doppler como instrumento de *biofeedback* da deglutição nesses pacientes.[18] Ao final da terapia, o grupo experimental aumentou a força durante a deglutição de saliva e na deglutição de 5 mL da consistência líquida em relação ao grupo controle. Pode-se concluir nesta pesquisa que o Sonar Doppler se apresentou como um promissor instrumento auxiliar na clínica fonoaudiológica com pacientes que apresentam distúrbio da deglutição.

Mais recentemente, Sória, Silva e Furkim publicaram um estudo que demonstra diferenças significativas no sinal acústico e no tempo das deglutições em diferentes consistências e volumes quando comparado adulto e idoso.[19]

ANÁLISE DOS SONS DA DEGLUTIÇÃO

Os sons da deglutição são produzidos em decorrência dos movimentos biomecânicos, ou seja, das estruturas ósseas, musculares, cartilaginosas e mucosas, antes, durante e após a passagem do bolo através da faringe. A ausculta cervical é um método utilizado para detectar os sons desses movimentos, por meio de instrumentos de amplificação, durante a avaliação da deglutição.[21]

A teoria sobre os sons da deglutição foi registrada por Hamlet, Nelson e Patterson,[22] que salientam que a mais proeminente característica acústica do som da deglutição corresponde ao movimento do bolo através do esfíncter esofágico superior. Afirmam que um ruído periódico, podendo ser de origem laríngea, provoca um som um pouco mais forte, parecido com uma pequena "explosão", quando se aproxima do fechamento do músculo cricofaríngeo. A movimentação hióidea, laríngea e epiglótica pode contribuir para o sinal acústico da deglutição.

Foram descritos três componentes que formam o som da deglutição: Um sinal fraco associado ao levantamento laríngeo e passagem do bolo pela faringe; um som forte associado com abertura do esfíncter cricofaríngeo; e um sinal fraco relacionado com a descida da laringe após a deglutição.[23]

Segundo Hiorns e Ryan,[24] as características acústicas e temporais da fase faríngea da deglutição de líquido e consistência sólida, devem ser analisadas em relação ao gênero e à idade.

O traçado acústico pode ser analisado por três parâmetros (Fig. 7-7):

1. Duração – o tempo da onda.
2. Frequência do sinal – frequência pela velocidade em que ela se repete por unidade de tempo.[25]
3. Amplitude da onda – é a medida do deslocamento das partículas materiais de sua posição de equilíbrio.[26]

Em relação ao tempo de deglutição, McKaig afirma que cada indivíduo tem um tempo específico para realizar a deglutição, podendo durar entre um segundo e três segundos, sendo deglutição normal.[27]

Em relação aos picos do traçado acústico da deglutição, Hamlet, Penney, Formolo encontraram um pico inicial em 556 Hz e um segundo pico em 1.384 Hz.[22] Takahashi, Groher e Michi observaram um pico abaixo de 110 Hz e outro pico em 621 Hz.[16]

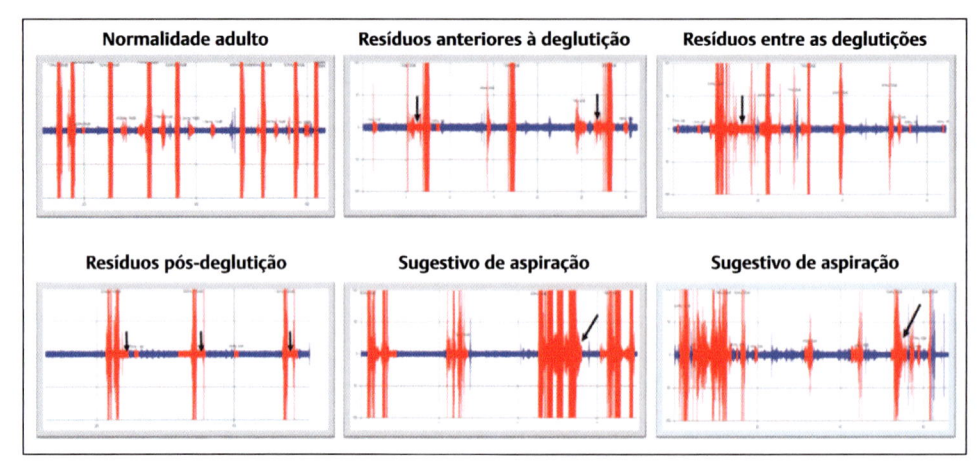

Fig. 7-7. Representação gráfica do som da deglutição.

PROTOCOLO

Rastreamento significa a utilização de instrumentos para identificar precocemente características sugestivas de risco para uma provável doença, condição ou agravo em qualquer indivíduo, independentemente de seu estado de saúde, seguido de encaminhamento para confirmação diagnóstica e tratamento.[28] Recomenda-se que os protocolos de rastreamento sejam de fácil aplicação, rápidos, com risco reduzido, baixo custo e capazes de produzir resultados com boa sensibilidade, ou seja, com o mínimo de falso-negativos.[29]

Em relação à disfagia orofaríngea, o principal propósito dos protocolos de rastreamento é reconhecer os casos que necessitam de uma avaliação específica e favorecer uma conduta clínica mais eficaz, que possibilite melhora no estado de saúde. Em sua maioria, os protocolos existentes são heterogêneos quanto ao método e direcionados a indivíduos acamados ou com doenças neurológicas, o que inviabiliza a definição de um padrão ouro de rastreamento.[30]

Ao escolher um instrumento adequado para estudo é importante que se conheça os conceitos de validade e confiabilidade.[12,31] A validade de um instrumento é a capacidade que este apresenta de avaliar o que se propõe, sendo um indicador da veracidade do teste.[32-34]

A confiabilidade ou precisão de um instrumento é a capacidade de reproduzir medidas de um mesmo fato, por um mesmo ou diferentes examinadores.[31,34,35] Os instrumentos devem ser validados de acordo com a população a que se destinam e é também importante conhecer sua sensibilidade, especificidade e valores preditivos.[34]

Pela proposta do Protocolo de Avaliação Acústica da deglutição foi baseado o modelo de validação de testes psicométricos, o qual prevê a integração de várias evidências de validade que, juntamente com a teoria, possam sustentar a interpretação pretendida aos escores de um teste para uso específico.[36,37] Estas evidências são dadas por meio de rigorosos procedimentos que conferem a confiabilidade e validade de um teste, incluindo as validações de conteúdo, critério e construto. E ainda que estas duas últimas sejam especialmente importantes, considera-se a validação de conteúdo uma etapa essencial para a verificação da qualidade do que está sendo desenvolvido (Anexo).[36-38]

DISCUSSÃO

Devido às divergências na área de estudo da deglutição, faltam dados compreensíveis de como os resultados dos diferentes tipos de avaliação afetam o gerenciamento e o prognóstico do paciente. Sabe-se que, isoladamente, uma alta sensibilidade e especificidade de um teste de deglutição não são suficientes para garantir um bom prognóstico. Para a prática clínica, a maneira pela qual os resultados afetam o julgamento clínico ou quais resultados serão utilizados para fazer o planejamento terapêutico são mais pertinentes.[39]

As grandes variabilidades dos estudos sobre protocolos de avaliação clínica da disfagia, dificultam a adoção de critérios que sejam comprovadamente mais seguros e que sejam próprios para cada tipo de avaliação. Mesmo, por exemplo, nos testes funcionais que utilizam água, existem muitas diferenças quanto à quantidade e método de oferta do líquido para o paciente. As decisões tomadas no momento de investigação clínica são o ponto inicial de uma conduta que poderá interferir no quadro geral do indivíduo.[40]

Os procedimentos de triagem, como os protocolos, são, em geral, desenvolvidos para serem rápidos (em média de 15 minutos), não invasivos, de baixo risco para o paciente, identificando sinais clínicos de disfagia que necessitam de uma avaliação mais ampla e aprofundada.[41]

As distinções entre procedimentos de triagem e de diagnóstico são imprescindíveis aos profissionais da saúde. A triagem não define a natureza do problema apresentado pelo paciente, simplesmente identifica se o mesmo tem risco para determinado problema, neste caso para disfagia.[42]

O objetivo deste protocolo foi padronizar a mensuração da avaliação dos sons da deglutição, agrupando a biomecânica da deglutição, o nível de ingestão oral e a percepção auditiva do fonoaudiólogo. Além disto, a conquista de um desses parâmetros isoladamente pode não causar impacto favorável para a qualidade de vida do paciente, que tem sido uma preocupação mundial na atuação com disfagia orofaríngea.

A ausculta cervical tem sido cada vez mais utilizada como instrumento complementar durante a avaliação da deglutição. Os sons associados a deglutição têm sido investigados por meio de acelerômetros, *softwares*, Sonar Doppler e microfones com o objetivo de identificar características acústicas específicas e possíveis sinais de aspiração.[5,15,19]

De acordo com Lazareck e Moussavi,[43] a avaliação dos sons da deglutição apresenta um grande potencial para reduzir a necessidade da Videofluoroscopia e para auxiliar na avaliação da deglutição. A literatura aponta que, independentemente da metodologia utilizada para a avaliação, o treinamento do avaliador é indispensável.

As decisões tomadas no momento de investigação clínica são o ponto inicial de uma conduta que poderá interferir no quadro geral do paciente. Desta forma, o teste de deglutição pode ser compreendido também como uma ferramenta de decisão quanto à liberação ou não de dieta por via oral, antes mesmo do início do processo de reabilitação. Entre os exames instrumentais utilizados na avaliação da disfagia, a Videofluoroscopia é considerada o método de maior qualidade na investigação de sua natureza e extensão.[44]

A avaliação clínico-funcional no leito é o método mais comum de identificação da disfagia orofaríngea, e embora vários estudos demonstrem limitações na identificação de aspiração em comparação com a Videofluoroscopia, é um método de importante valor para definição de condutas clínicas.[44,45] A principal crítica encontrada aos testes clínico-funcionais reside no fato de que usados de maneira isolada, não fornecem elementos suficientes na identificação de aspiração.

Gordon et al. e Marques et al. sugerem uma avaliação inicial com métodos clínico-funcionais.[46,47] Caso o paciente apresente disfagia de grau importante, indicam-se métodos de avaliação instrumental, como a Videofluoroscopia ou a Videoendoscopia da Deglutição. Entretanto, é de conhecimento que a utilização destes na prática diária e, principalmente à beira do leito, nem sempre são viáveis ou estão indicadas. Além disso, deve-se considerar que em países em desenvolvimento, como o Brasil, o acesso a procedimentos objetivos de avaliação frequentemente são restritos.

De qualquer modo, ainda que os inúmeros métodos da avaliação clínica se encontrem atualmente em processo de aperfeiçoamento (como a ausculta cervical, a utilização da oximetria de pulso e outros métodos observacionais), estes são amplamente utilizados, muitas vezes como primeira escolha, e em algumas ocasiões, como a única possibilidade de avaliação, pois são necessários para o completo entendimento da fisiopatologia do distúrbio e planejamento terapêutico do paciente disfágico.[40]

Na revisão bibliográfica deste estudo foram encontrados cinco protocolos na língua portuguesa e seis na língua inglesa, alguns em processo de validação, outros validados na língua inglesa, porém, nenhum na língua portuguesa, o que demonstra a necessidade de validação e padronização de protocolos para avaliação da deglutição.

Dos protocolos encontrados, nenhum estudou especificamente os sons da deglutição, como este. Portanto este estudo justificou-se pela carência técnica e científica de instrumentos de avaliação validados para avaliação clínica da deglutição através dos seus sons.

A elaboração do instrumento baseou-se nos princípios de fundamentação psicométrica, possibilitando uma organização padronizada e com rigor metodológico. Duas etapas foram realizadas para a concretização deste estudo. A Etapa 1 consistiu na seleção dos parâmetros para compor a primeira versão do Protocolo de Avaliação Acústica da Deglutição. Neste estudo, a média do grau de importância que a banca de especialistas ofertou para cada item encontrado na literatura e experiência clínica foi de 9,98, muito próximo do valor máximo. Tal análise permitiu que todos os itens encontrados na literatura revisada fossem utilizados na compilação do protocolo apresentado. Esse passo é preconizado no processo de validação de conteúdo para melhorar a qualidade do instrumento de medidas.[48]

Verificou-se que o instrumento em geral teve IVC-médio e um IVC-UA próximos a 90,0%, indicando concordância significativa e consenso entre os juízes na análise do conteúdo do instrumento elaborado. Esse índice geral elevado, provavelmente, deu-se pelo cumprimento passo a passo das etapas de validação de conteúdo, conforme proposto pela literatura.[49]

A investigação das evidências de validade baseadas no processo de respostas e elaboração da segunda versão do Protocolo de Avaliação Acústica da Deglutição correspondeu à Etapa 2 do estudo. Por meio da análise das respostas dos 5 profissionais, quanto à compreensão e aplicabilidade das questões que tiveram boa aceitação do instrumento, poucas dúvidas em relação à compreensão das questões e aplicabilidade, sendo que a resposta relacionada à ausência total de dúvidas de compressão e/ou aplicabilidade foi maior que 80,0% em todas as questões. Ressalta-se que não houve questões consideradas de difícil aplicação, segundo análise dos juízes.

O complexo processo de validação de instrumentos tem como partes a validação do conteúdo e o processo de respostas. Efetuar todas as etapas, citadas acima, é uma forma de contribuir para a construção de instrumentos clínicos, os quais possuem baixo custo e considerável relevância social, tendo ainda um elevado índice de evidências científicas. Ou seja, é necessário dar continuidade aos estudos para avaliar as propriedades psicométricas e aperfeiçoar o instrumento proposto.

Por fim, a possibilidade de padronizar a utilização dos sons da deglutição com instrumento de triagem, em uma área da fonoaudiologia que é bastante promissora, necessitando ainda de pesquisas, independente dos critérios utilizados para este fim, possibilitando que o terapeuta tenha mais informações a fornecer após o processo de avalição do que somente observações subjetivas.[5,15,19]

CONCLUSÃO

O DeglutiSom foi desenvolvido para auxiliar na avaliação do sinal sonoro da deglutição, com um algoritmo computacional capaz de identificar e delimitar com 95,54% de exatidão as deglutições presentes no sinal sonoro obtido pelo Doppler.

A avaliação por meio dos métodos acústicos, mostra-se promissora e com grande potencial, auxiliando na identificação de pacientes com riscos para aspiração laringotraqueal. Uma técnica inovadora, não invasiva, sem exposição à radiação, de fácil aplicabilidade, baixo custo e portátil, facilitando a disponibilização, inclusive, na rede pública de saúde.

ANEXO

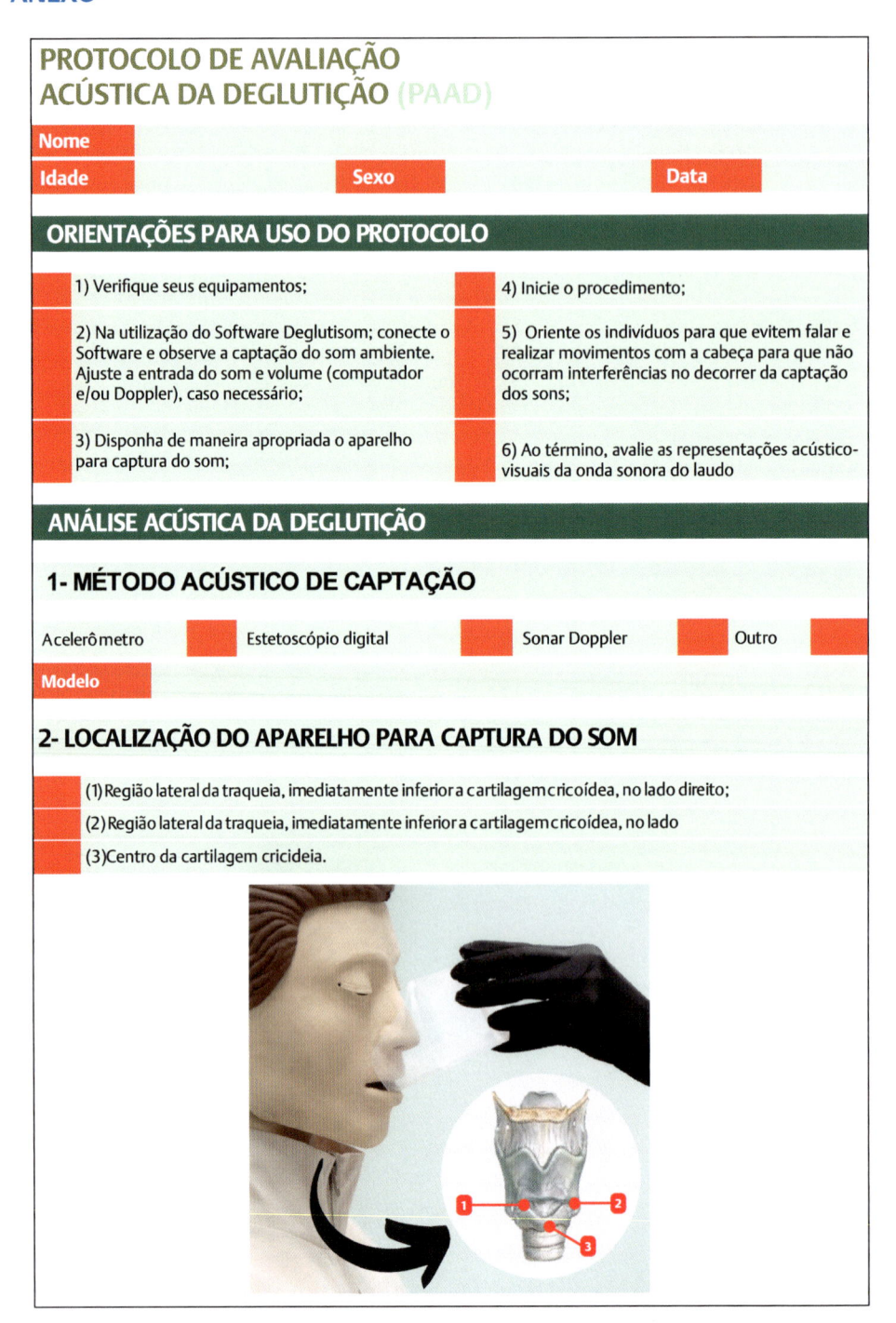

PROTOCOLO DE AVALIAÇÃO ACÚSTICA DA DEGLUTIÇÃO (PAAD)

Nome
Idade **Sexo** **Data**

ORIENTAÇÕES PARA USO DO PROTOCOLO

1) Verifique seus equipamentos;

2) Na utilização do Software Deglutisom; conecte o Software e observe a captação do som ambiente. Ajuste a entrada do som e volume (computador e/ou Doppler), caso necessário;

3) Disponha de maneira apropriada o aparelho para captura do som;

4) Inicie o procedimento;

5) Oriente os indivíduos para que evitem falar e realizar movimentos com a cabeça para que não ocorram interferências no decorrer da captação dos sons;

6) Ao término, avalie as representações acústico-visuais da onda sonora do laudo

ANÁLISE ACÚSTICA DA DEGLUTIÇÃO

1- MÉTODO ACÚSTICO DE CAPTAÇÃO

Acelerômetro   Estetoscópio digital   Sonar Doppler   Outro

Modelo

2- LOCALIZAÇÃO DO APARELHO PARA CAPTURA DO SOM

(1) Região lateral da traqueia, imediatamente inferior a cartilagem cricoídea, no lado direito;

(2) Região lateral da traqueia, imediatamente inferior a cartilagem cricoídea, no lado

(3) Centro da cartilagem cricideia.

3- CONSISTÊNCIAS ALIMENTARES UTILIZADAS

Líquido ralo	Muito levemente espessado	Levemente espessado
Moderadamente espessado	Extremamente espessado	Sólido

Ref. International Dysphagia Diet Standardisation Initiative (IDSSI), 2018.

Outras

Espessante alimentar (marca)

Quantidade de repetições da consistência ofertada durante o procedimento (nº)

Líquido ralo	Muito levemente espessado	Levemente espessado
Moderadamente espessado	Extremamente espessado	Sólido

Outras

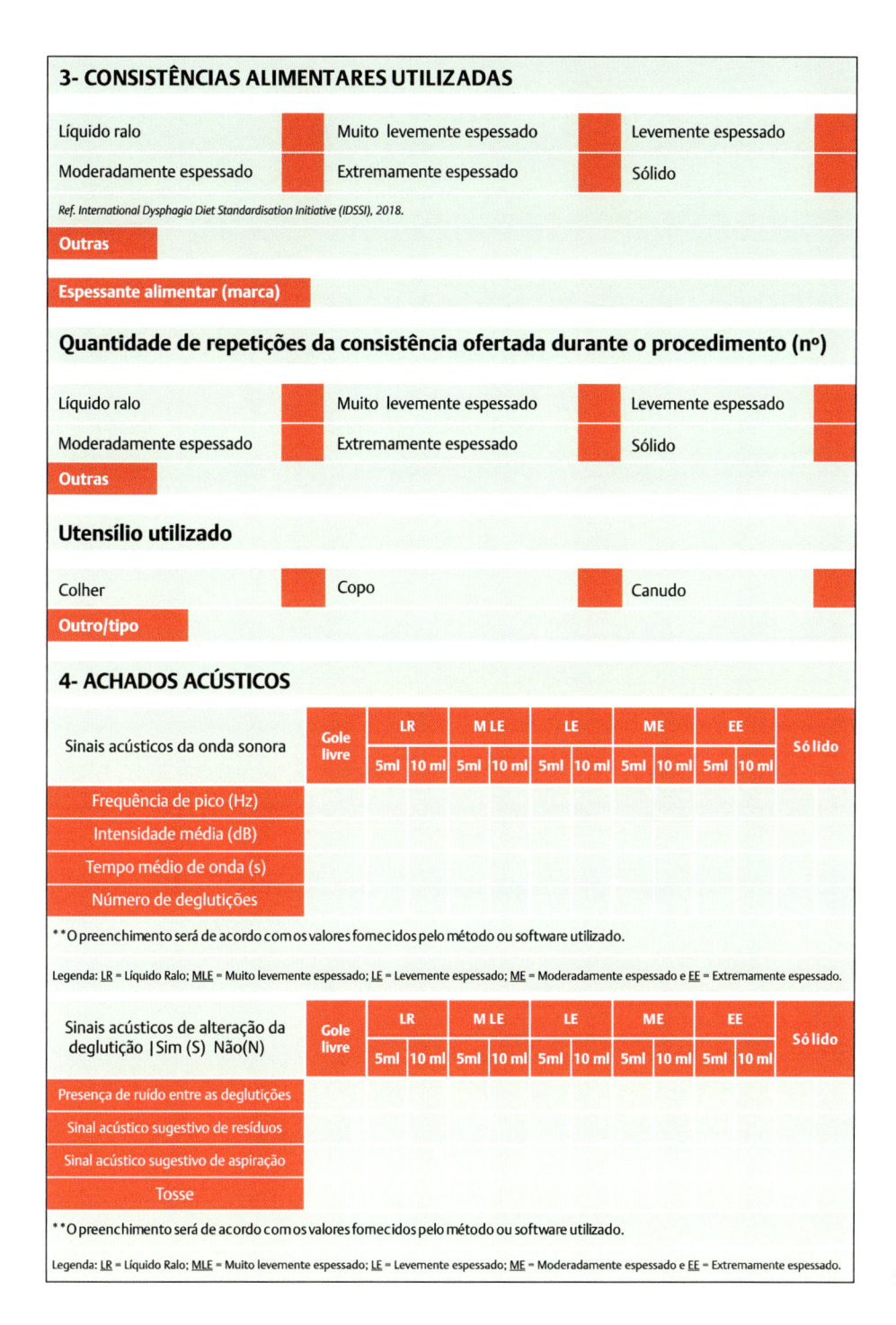

Utensílio utilizado

Colher	Copo	Canudo

Outro/tipo

4- ACHADOS ACÚSTICOS

Sinais acústicos da onda sonora	Gole livre	LR		MLE		LE		ME		EE		Sólido
		5ml	10 ml	5ml	10 ml	5ml	10 ml	5ml	10 ml	5ml	10 ml	
Frequência de pico (Hz)												
Intensidade média (dB)												
Tempo médio de onda (s)												
Número de deglutições												

**O preenchimento será de acordo com os valores fornecidos pelo método ou software utilizado.

Legenda: LR = Líquido Ralo; MLE = Muito levemente espessado; LE = Levemente espessado; ME = Moderadamente espessado e EE = Extremamente espessado.

Sinais acústicos de alteração da deglutição |Sim (S) Não(N)	Gole livre	LR		MLE		LE		ME		EE		Sólido
		5ml	10 ml	5ml	10 ml	5ml	10 ml	5ml	10 ml	5ml	10 ml	
Presença de ruído entre as deglutições												
Sinal acústico sugestivo de resíduos												
Sinal acústico sugestivo de aspiração												
Tosse												

**O preenchimento será de acordo com os valores fornecidos pelo método ou software utilizado.

Legenda: LR = Líquido Ralo; MLE = Muito levemente espessado; LE = Levemente espessado; ME = Moderadamente espessado e EE = Extremamente espessado.

Escala de referência de valores dos padrões de normalidade

Média	Frequência	Intensidade	Tempo
Adulto	900Hz a 2200Hz	30dB a 91dB	0,4s a 1,9s
Idoso	800Hz a 2300Hz	30dB a 90dB	1,4s a 2,0s

Ref. CICHERO JA e MURDOCH BE, 2002; YOUMANS SR e STIERTWALT JA, 2005; SANTOS RS e MACEDO EDF, 2006; SÓRIA FS., et al, 2015.

Escala visual

Normalidade adulto   **Resíduos anteriores à deglutição**   **Resíduos entre as deglutições**

Resíduos pós-deglutição   **Sugestivo de aspiração**   **Sugestivo de aspiração**

Resultados

- Sem sinais de alteração da deglutição.
- Com sinais de alteração da deglutição.

Consistência(s) e volume(s)

_____
Ass/Carimbo fonoaudiólogo

ANÁLISE ACÚSTICA DA DEGLUTIÇÃO

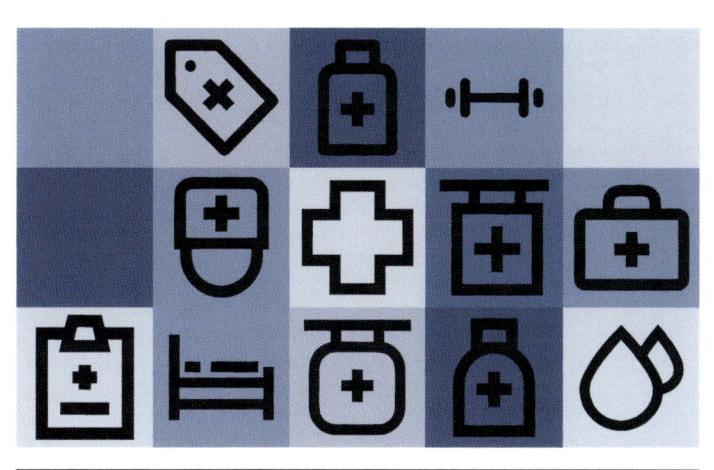

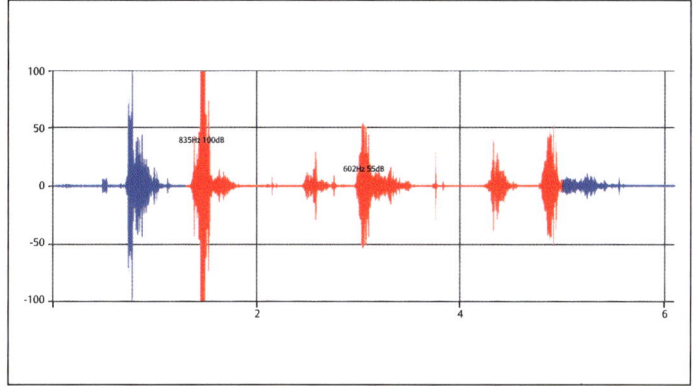

Realização do procedimento da análise acústica da deglutição.

Esta página tem conteúdo em Realidade aumentada.
Acesse o app IPO Disfagia, clique em começar.
Aponte a câmera do seu smartphone ou tablet para a imagem acima.

REFERÊNCIAS BIBLIOGRÁFICAS

1. Organização Mundial da Saúde (OMS). Definições de Assistência Domiciliar. In: LOPES, J. M. C. (Org.). Manual de assistência domiciliar na atenção primária à saúde. Porto Alegre: Serviço de Saúde Comunitária do Grupo Hospitalar Conceição, 2003.
2. Bours GJJW, Speyer R, Lemmens J, Limburg M, de Wit R. Bedside screening tests VS. videofluoroscopy or fiberscopy endoscopic evaluation of swallowing to detect dysphagia in patients with neurological disorders systematic review. J Adv Nurs 2009;65(3):477-93.
3. Claudia (Chunyun) Wang, Kaigang Li, and Susan Gaylord, 2019: Wang et al. Respond American Journal of Public Health 109, e5_e6, https://doi.org/10.2105/AJPH.2019.305239
4. Bolzan GP, Christmann MK, Berwig LC, Rocha RM. Contribuição da ausculta cervical para a avaliação clinica da disfagia, revista CEFAC 2013;15(2):455-65.
5. Santos RS, Macedo ED. Sonar Doppler como instrumento de avaliação da deglutição. Arq Int. Otorrinolaringologia 2006;10(3):182-91.
6. American Speech-Language-Hearing Association (ASHA). Clinical indicators for instrumental assessment of dysphagia. ASHA Desk Reference. 2000; III(a-i).
7. Dudik JM, Coyle JL, Sejdic E. Triagem de disfagia: contribuições dos sinais de ausculta cervical e técnicas modernas de processamento de sinais. IEEE Trans Hum Mach Syst. 2015;45(4):465-77.
8. Carvalho CF, Chammas MC, Cerri GG. Princípio físicos do Doppler em ultra-sonografia. Ciência Rural Santa Maria. 2008;38(3):872-9.
9. Taveira KVM, Santos RS, Leão BLC, Neto JS, Pernambuco L, Silva LK, et al. Validade diagnóstica de métodos para avaliação dos sons da deglutição: uma revisão sistemática. Braz J Otorrinolaringol. 2018;84(5):638-52.
10. Enz VCQ, Vaz ARC, Nunes MCA, Rosa MO, Nunes JA, Marques JM, et al. Accuracy of acoustic evaluation of swallowing as a diagnostic method of dysphagia in individuals affected by stroke: preliminary analysis. Dysphagia.2021;36:45-55.
11. Almeida ST, Ferlin EL, Parente MA, Goldani HA. Assessment of swallowing sounds by digital cervical auscultation in children. Ann Otol Rhinol Laryngol. 2008;117(4):253-8.
12. Menezes PR, Nascimento AF. Validade e confiabilidade das escalas de avaliação em psiquiatria. In: Gorenstein C, Andrade LHS, Zuardi AW. Escalas de avaliação clínica em psiquiatria e psicofarmacologia. São Paulo: Lemos editorial; 2000:23-28.
13. Goulart BNG, Chiari BM. Screening versus diagnostic tests: an update in the speech, language and hearing pathology practice. Pro Fono. 2007;19(2): 223-32.
14. Furkim AM, Duarte ST, Sacco AFB, Sória FS. O uso da ausculta cervical na inferência de aspiração traqueal em crianças com paralisia cerebral. CEFAC. 2009;11(4):624-29.
15. Tamanini S. Analise Acústica da deglutição e do segmento pós-deglutição de crianças com disfagia orofaríngea e aspiração traqueal. Porto Alegre, tese de doutorado UFRGS, 2013.
16. Takahashi K, Groher ME, Michi K. Methodology for detecting swallowing sounds. Dysphagia. Springer New York.1994;9(1):54-96.
17. Cagliari CF, Jurkiewicz AL, Santos RS, Marques JM. Doppler sonar analysis of swallowing sounds in normal pediatric individuals. Braz j Otorhinolaryngol. 2009;75(5):706:15.
18. Bernardes TG [Dissertação] Uso do sonar Doppler como biofeedback da deglutição em pacientes com doença de Parkinson. Curitiba: (Mestrado em Distúrbios da Comunicação) - Universidade Tuiuti do Paraná; 2009.
19. Soria FS, Silva RG, Furkim AM. Acoustic analysis of oropharyngeal swallowing using Sonar Doppler, Brazilian Journal of Otorhinolaryngology. 2016;82(1):39-46,
20. Hind JA, Nicosia MA, Roecker EB, Carnes ML, Robbins J. Comparison of effortful and noneffortful swallows in healthy middle-aged and older adults. Arch Phys Med Rehabil. 2001; 82(12):1661-5.
21. Ferruti JL, Mangilli LD, Sassi FC, Limongi SCO, Andrade CRF. Sons da Deglutição na Prática Fonoaudiológica: análise de literatura. Einstein. 2013;11(4):535-9. USP, São Paulo.
22. Hamlet SL, Nelson RJ, Patterson RL. Interpreting the sounds of swallowing: fluid flow through the cricopharyngeus. Ann Otol Rhinol Laryngol, 99 (1990), pp. 749-752

23. Cichero JAY, Heaton S, Basset L. Triaging dysphagia: nurse screening for dysphagia in an acute hospital. J Clin Nurs. 2009;18(11):1649-59.
24. Hiorns MP, Ryan MM. Current practice in pediatric videofluoroscopy. Pediatr Radiol. 2006;36(9):911-9.
25. Kuhl V, Eicke BM, Dieterich M, Urban PP. Sonographic analysis of laryngeal elevation during swallowing. Neurol. 2003;250(3):333-7.
26. Russo ICP, Lopes LQ, Brunetto-Borginanni LM. Noções de Acústica e Psicoacústica. In: Momensohn-Santos TM, Russo ICP. Prática da audiologia clínica. 5. ed. Cortez Editora, São Paulo; 2005. p. 179-187.
27. Mckaig TN, Stroud A. The comparison of swallowing sounds with simultaneously recorded fluoroscopic imaging Annual Meeting of the Dysphagia Society, vol. 5 (1996), p. 31.
28. Engelgau MM, Narayan KM, Herman WH. Screening for type 2 diabetes. Diabetes Care. 2000;23(10):1563-80.
29. Forster A, Samaras N, Gold G, Samaras D. Oropharyngeal dysphagia in older adults: a review. Eur Geriatr Med. 2011;2(6):356-62.
30. Antonios N, Carnaby-Mann G, Crary M, Miller L, Hubbard H, Hood K, et al. Analysis of a physician tool for evaluating dysphagia on an inpatient stroke unit: the modified Mann Assessment of Swallowing Ability [Abstract]. J Stroke Cerebrovasc Dis. 2010;19(1):49-57.
31. Kays S, Robbins J. Effects of sensorimotor exercise on swallowing outcomes relative to age and age-related disease Semin Speech Lang. 2006;27(4):245-59.
32. Formigoni MLOS, Castel S. Rating scales of drug dependence: general aspects. Revista de Psiquiatria Clinica. 1999;26:5-39.
33. Dodds WJ, Stewart ET, Logemann JA. Physiology and radiology of the normal oral and pharyngeal phases of swallowing. Am J Radiol. 1990;154(5):953-63.
34. McCullough GH, Wertz RT, Rosenbek JC. Sensibilidade e especificidade dos sinais de exame clínico à beira do leito para detecção de aspiração em adultos após acidente vascular cerebral. J Desordem Comum. 2001;34(1–2):55-72.
35. Bolzan GP, Christmann MK, Berwig LC, Costa CC, Rocha RM. Contribuição da Ausculta Cervical para a Avaliação Clínica das Disfagia Orofaríngeas. Rev CEFAC. 2013;15(2):455-65.
36. Polit DF, Beck CT, Owen SV. Is the CVI an acceptable indicator of content validity? Appraisal and recommendations. Research in Nursing & Health.2007;30(4):459-67.
37. De Von H, Block M, Wright P, Ernst D, Hayden S, Lazzara D, et al. A psychometric toolbox for testing validity and reliability. J Nurs Scholarship. 2007;39(2):155-64.
38. Hey C, Pluschinski P, Pajunk R, Almahameed A, Girth L, Sader R, et al. Penetration-aspiration: Is their detection in FEESÒ reliable without video recording? Dysphagia. 2015;30(4):418-22.
39. Carnaby-Mann G, Lenius K. The bedside examination in dysphagia. Phys Med Rehabil Clin N Am. 2008;19(4):747-68.
40. Padovani AR, Moraes DP, Sassi FC, Andrade CRF. Avaliação clínica da deglutição em unidade de terapia intensiva. CODAS. 2013;25(1):1-7.
41. Logemann JA, Veis S, Colangelo LA. Screening procedure for oropharyngeal dysphagia. Dysphagia. 1999;14(1): 44-51.
42. Medeiro GC. [Dissertação] Disfagia orofaríngea em pacientes submetidos a intubação orotraqueal prolongadas em UTIs. São Paulo: (Mestrado em Comunicação Humana) - Faculdade de Medicina de São Paulo; 2012.
43. Lazareck LJ, Moussavi ZMK. Classification of normal and dysphagic swallows by acoustical means. IEEE Trans Biomed Eng. 2004;51(12):2103-12.
44. Benfield JK, Everton LF, Bath PM, Inglaterra TJ. Precisão e utilidade clínica de avaliações abrangentes de triagem de disfagia no acidente vascular cerebral agudo: uma revisão sistemática e meta-análise. J Clin Enfermeiras. 2020;29:1527-38.
45. Santoro PP, Furia CLB, Forte AP, Lemos EM, Garcia RI, Tavares RA, et al. Otolaryngology and speech therapy evaluation in the assessment of oropharyngeal dysphagia: a combined protocol proposal. Braz J Orothinolaryngol. 2011;77(2):201-13.

46. Gordon C, Hewer RL, Wade DT. Dysphagia in acute stroke. 1987;15(295)(6595):411-14.
47. Marques CHD, André C, Rosso ALZ. Disfagia no AVE agudo: revisão sistemática sobre métodos de avaliação. Acta Fisiatrica. 2008;15(2): 106-10.
48. Haynes SN, Richard DCS, Kubany ES. Content validity in psychological assessment: a functional approach to concepts and methods. Psychological Assessment, Arlington. 1995;7(30):238-47.
49. Pasquali L. Princípios de elaboração de escalas psicológicas. Rev. Psiquiatr. Clín. 1998;25(5): 206-13.

ÍNDICE REMISSIVO

Entradas acompanhadas por um *f* ou *q* itálico indicam figuras e quadros, respectivamente.

A

Aspiração
   traqueal, 40*q*, 42*f*-50*f*, 52*f*-59*f*, 63*q*, 66*f*
      escala de, 40*q*
      grau de, 40*q*, 45*f*, 46*f*, 50*f*, 52*f*-56*f*, 63*q*
         classificação do, 63*q*
         discreto, 45*f*, 52*f*, 53*f*, 56*f*
         escala de classificação, 40*q*
         moderado, 46*f*, 50*f*, 53*f*-55*f*
         nível 1, 42*f*, 43*f*, 45*f*, 47*f*-49*f*, 56*f*-59*f*
         nível 7, 52*f*
         nível 8, 44*f*-46*f*, 50*f*, 53*f*-56*f*, 58*f*
         resíduos com, 66*f*
            em recessos piriformes, 66*f*
Assoalho
   da boca, 42*f*-44*f*, 49*f*, 54*f*, 55*f*
      resíduo em, 42*f*-44*f*, 49*f*, 54*f*, 55*f*
         discreto, 42*f*, 54*f*, 55*f*
         grave, 49*f*
         moderado, 43*f*, 44*f*
Ausculta
   cervical, 85
      digital, 85
Avaliação
   da deglutição, 13-31, 83-98
      clínica, 83-98
         exame auxiliar na, 83-98
            análise acústica da, 83-98
         métodos instrumentais de, 13-31
            exame, 29, 30
               alterado, 30
               funcional, 29
            sensibilidade laríngea, 31
            videofluoroscopia, 13
            e videoendoscopia, 13

B

Boca
   assoalho da, 42*f*-44*f*, 49*f*, 54*f*, 55*f*
      resíduo em, 42*f*-44*f*, 49*f*, 54*f*, 55*f*
         discreto, 42*f*, 54*f*, 55*f*
         grave, 49*f*
         moderado, 43*f*, 44*f*
Bolo
   alimentar, 4*f*
      em cavidade oral, 4*f*
         na imagem videofluoroscópica, 4*f*

C

Cabeça
   na deglutição, 69, 72, 74, 76
      extensão de, 72
      flexão de, 69
      inclinada, 74, 75*f*
         consistência alimentar com, 75*f*
         para o lado não comprometido, 74
      para baixo, 69
      para trás, 72, 73*f*
         consistência alimentar com, 73*f*
         videofluoroscopia da, 72*f*
      rotação de, 72, 73*f*
         consistência alimentar com, 73*f*
         para o lado comprometido, 74
Cânula
   de traqueostomia, 60*f*
      metálica, 60*f*
         curta, 60*f*
         longa, 60*f*
Cavidade Oral
   bolo alimentar em, 4*f*
      na imagem videofluoroscópica, 4*f*
   percurso da, 1*f*
      até o estômago, 1*f*
      da deglutição, 1*f*
   resíduo em, 43*f*, 44*f*, 50*f*
      moderado, 43*f*, 50*f*
      grave, 44*f*
Consistência(s)
   alimentares, 4*f*, 7, 11, 15*f*, 16*f*, 18*f*, 22*f*, 37
      exame da deglutição com, 7, 11, 18*f*
      de videofluoroscopia, 7, 11, 18*f*
      extremamente espessado, 4*f*, 16*f*

ÍNDICE REMISSIVO

levemente espessado, 4f, 16f, 37
    de videofluoroscopia, 37
    na DO, 37
líquido fino, 4f, 16f
na videoendoscopia, 22q
    como preparar, 22q
    volumes ofertados, 22q
na videofluoroscopia, 15q
    como preparar, 15q
    volumes ofertados, 15q
normal, 16f
    com sulfato de bário, 16f

D

Deglutição(ões)
  achados dos exames da, 39-67
    de videoendoscopia, 39-67
      o que observar, 61
    de videofluoroscopia, 39-67
      o que observar, 39
  aumento após, 65f
  de resíduos, 65f
  avaliação clínica da, 83-98
    exame auxiliar na, 83-98
      análise acústica da, 83-98
        sons da deglutição, 89
      anexo, 94
      ausculta cervical digital, 85
      discussão, 91
      protocolo, 90
  avaliação da, 13-31
    métodos instrumentais de, 13-31
      exame, 29, 30
        alterado, 30
        funcional, 29
      sensibilidade laríngea, 31
      videofluoroscopia, 13
      e videoendoscopia, 13
  bolo alimentar, 4f
    em cavidade oral, 4f
      imagem videofluoroscópica, 4f
  estase após, 64f
    maior, 64f
    pequena, 64f
  fases da, 2, 3f, 5, 6f, 9-11, 39, 52f, 53f, 56f, 61
    antecipatória, 2
    e inervação, 9-11
      acessório, 10
      facial, 9
      glossofaríngeo, 10
      trigêmeo, 9
      vago, 10
    esofágica, 2, 5, 6f

faríngea, 2, 3f, 5, 39, 52f, 53f, 56f, 61
    achados na videoendoscopia, 61
    achados na videofluoroscopia, 39
    momento da, 52f, 53f, 56f
músculo hipoglosso na, 10
    achados na videofluoroscopia, 39
    faríngea, 10
    oral, 10
    preparatória oral, 10
oral, 2, 3f, 39, 61
    achados na videoendoscopia, 61
    achados na videofluoroscopia, 39
preparatória oral, 2, 3f, 39
    achados na videofluoroscopia, 39
funcional, 1-7
  videofluoroscopia da, 7
  exame funcional de, 7
manobra de, 76
  com esforço, 77q
  de esforço, 77q
  de Masako, 77q, 78f, 80
    videofluoroscopia da, 80
  de Mendelsohn, 76q
  múltiplas, 77q
  supersupraglótica, 76q
  supraglótica, 76q
onda sonora da, 84f
percurso da, 1f
  da cavidade oral, 1f
  até o estômago, 1f
posturas de, 69, 79
  cabeça, 69, 72
    extensão de, 72
    flexão de, 69
    inclinada, 75
      para o lado não comprometido, 75
    para baixo, 69
    para trás, 72
    rotação de, 74
      para o lado comprometido, 74
  exame das, 79
    de videofluoroscopia, 79
  queixo para baixo, 69
processo da, 2f
  estruturas envolvidas no, 2f
sons da, 86f
  captura dos, 86f
    instrumentos para, 86f
videofluoroscopia da, 11
Disfagia(s)
  severidade das, 41q
    escala de, 41q
DO (Disfagias Orofaríngeas), 11, 35-37

exame funcional, 37
  de videofluoroscopia, 37
    com consistência alimentar, 37
    versus alterado, 37
  presença de, 35
    sinais sugestivos da, 35
      clínicos, 35
Doppler
  acoplado ao *software*, 85*f*
  DeglutiSom, 85*f*

E
EES (Esfíncter Esofágico Superior), 5
Escala
  de classificação, 40*q*
    de resíduos, 40*q*
    do grau, 40*q*
      de aspiração traqueal, 40*q*
      de penetração laríngea, 40*q*
    de severidade, 41*q*
    das disfagias, 41*q*
Escape
  intraoral, 47*f*, 49*f*, 51*f*, 66*f*, 67*f*
    com consistência alimentar corada, 66*f*, 67*f*
      em recessos piriformes, 66*f*
      em valéculas epiglóticas, 67*f*
    com contraste, 47*f*, 49*f*, 51*f*
      em recesso piriforme, 51*f*
      em valéculas epiglóticas, 47*f*, 49*f*, 51*f*
      em via aérea aberta, 47*f*, 49*f*, 51*f*
Esforço
  na deglutição, 77*q*
    manobra com, 77*q*
    manobra de, 77*q*
Estase
  após deglutição, 64*f*
    maior, 64*f*
    pequena, 64*f*
  salivar, 64*f*-66*f*
    grande, 65*f*, 66*f*
    moderada, 64*f*
Estômago
  percurso até o, 1*f*
    da deglutição, 1*f*
Estratégia(s) Terapêutica(s), 69-82
  manobra de deglutição, 76
    com esforço, 77*q*
    de esforço, 77*q*
    de Masako, 77*q*, 78*f*, 80
      videofluoroscopia da, 80
    de Mendelsohn, 76*q*
    múltiplas, 77*q*

supersupraglótica, 76*q*
supraglótica, 76*q*
posturas de deglutição, 69, 79
  cabeça, 69, 72
    extensão de, 72
    flexão de, 69
    inclinada, 75
      para o lado não comprometido, 75
    para baixo, 69
    para trás, 72
    rotação de, 75
      para o lado comprometido, 75
  exame das, 79
    de videofluoroscopia, 79
  queixo para baixo, 69
Estrutura(s)
  envolvidas no processo, 2*f*
    da deglutição, 2*f*
Exame
  de videoendoscopia, 22*q*, 23*f*, 24*f*, 26*f*, 29
    da deglutição, 22, 23*f*, 24*f*, 26*f*, 29
      alterado, 30
      antes do, 22
      consistência alimentar no, 22*f*
      durante o, 23
      funcional, 29
      posição para, 23*f*
      sensibilidade laríngea, 31
      utensílios para, 26*f*
  de videofluoroscopia, 15, 17*f*, 18*f*, 20*f*, 37, 39-67, 69*f*, 71*f*, 73*f*, 74*f*, 78*f*, 79, 80*f*
    da deglutição, 15, 17*f*, 18*f*, 20*f*, 37, 39-67, 69*f*, 71*f*, 73*f*, 74*f*, 79, 80*f*
      achados dos, 39-67
      antes do, 15
      após o, 21
      com cabeça para trás, 72*f*
      com inclinação de cabeça, 75*f*
      com queixo para baixo, 70*f*
      com rotação de cabeça, 73*f*
      consistência alimentar no, 18*f*
      da manobra de Masako, 80*f*
      durante o, 18
      equipamentos de proteção, 17*f*
      na DO, 37
      posturas de, 79
      utensílios para, 18*f*
      da manobra de Masako, 78*f*
      possíveis posições, 17*f*
Extensão
  de cabeça, 72
    na deglutição, 72

Q

Queixo
  para baixo, 69, 70*f*
    na deglutição, 69, 70*f*
      videofluoroscopia da, 70*f*

R

Raiz
  de língua, 42*f*-45*f*, 48*f*, 50*f*
    resíduo em, 42*f*-45*f*, 48*f*, 50*f*
      discreto, 42*f*, 43*f*, 50*f*
      grave, 48*f*
      moderado, 43*f*-45*f*, 50*f*
Recesso(s)
  piriformes, 43*f*-45*f*, 48*f*, 50*f*, 51*f*, 53*f*-59*f*, 64*f*-66*f*
    escape intraoral em, 51*f*, 66*f*
      consistência alimentar corada com, 66*f*
      contraste com, 51*f*
    esquerdo, 58*f*
      resíduo grave em, 58*f*
    resíduo em, 43*f*-45*f*, 48*f*, 50*f*, 53*f*-57*f*, 59*f*, 64*f*-65*f*
      com aspiração traqueal, 66*f*
      com penetração laríngea, 66*f*
      direito, 64*f*
      discreto, 45*f*, 50*f*, 53*f*, 54*f*, 56*f*, 57*f*
      grave, 43*f*, 44*f*, 48*f*
      moderado, 45*f*, 50*f*, 55*f*, 57*f*, 59*f*
Resíduo(s)
  aumento da quantidade de, 65*f*
    após deglutição, 65*f*
  classificação dos, 40*q*
    escala de, 40*q*
  discreto, 42*f*-45*f*, 47*f*-50*f*, 53*f*-57*f*
    em assoalho da boca, 42*f*, 49*f*, 55*f*
    em língua, 49*f*
    em nasofaringe, 44*f*
    em palatos, 42*f*, 43*f*
      duro, 42*f*, 43*f*
    em parede de faringe, 44*f*, 45*f*, 54*f*
      posterior, 44*f*, 45*f*, 54*f*
    em pregas ariepiglóticas, 43*f*
    em raiz de língua, 42*f*, 43*f*, 47*f*, 48*f*, 50*f*
    em recessos piriformes, 50*f*, 53*f*, 54*f*, 56*f*, 57*f*
    em valéculas epiglóticas, 47*f*, 53*f*, 55*f*
    em véu palatino, 48*f*
  em recesso piriforme, 64*f*-66*f*
    com aspiração traqueal, 66*f*
    com penetração laríngea, 65*f*, 66*f*
    direito, 64*f*
      na última deglutição, 64*f*
    em valécula epiglótica, 64*f*, 65*f*
      direita, 64*f*
  grave, 43*f*, 44*f*, 48*f*, 49*f*, 58*f*, 59*f*
    em cavidade oral, 44*f*
    em língua, 44*f*
    em raiz de língua, 44*f*, 49*f*
    em recessos piriformes, 43*f*, 44*f*, 48*f*, 58*f*, 59*f*
      esquerdo, 58*f*
    em valéculas epiglóticas, 44*f*, 49*f*, 59*f*
  moderado, 43*f*-46*f*, 50*f*, 54*f*, 55*f*, 57*f*, 58*f*
    em assoalho da boca, 42*f*, 44*f*
    em cavidade oral, 43*f*, 50*f*
    em língua, 45*f*, 54*f*, 55*f*
    em palato duro, 45*f*, 50*f*, 54*f*
    em parede de faringe, 46*f*
      posterior, 46*f*
    em raiz de língua, 42*f*-45*f*, 50*f*
    em recessos piriformes, 45*f*, 50*f*, 55*f*, 57*f*, 58*f*
    em valéculas epiglóticas, 43*f*, 45*f*, 50*f*, 55*f*, 57*f*, 58*f*
    em véu palatino, 50*f*
  na infraglote, 44*f*-46*f*, 50*f*, 53*f*-56*f*, 58*f*
  no nível infraglótico, 52*f*
Rotação
  de cabeça, 74
    na deglutição, 74
      para o lado comprometido, 74

S

Sensibilidade
  laríngea, 31
    na videoendoscopia, 31
      da deglutição, 31
Som(ns)
  da deglutição, 86*f*, 89, 90*f*
    análise dos, 89
    captura dos, 86*f*
      instrumentos para, 86*f*
    representação gráfica, 90*f*

T

Tórax
  raio X de, 21*f*
    de broncoaspiração, 21*f*
Tronco
  encefálico, 9*f*
    nervos cranianos no, 9*f*

V

Valécula(s)
  epiglóticas, 43*f*-45*f*, 49*f*-51*f*, 53*f*-55*f*, 57*f*, 58*f*, 64*f*, 65*f*, 67*f*

escape intraoral em, 47*f*, 49*f*, 51*f*, 67*f*
   consistência alimentar corada com, 67*f*
   contraste com, 47*f*, 49*f*
   resíduo em, 43*f*-45*f*, 49*f*, 50*f*, 53*f*-55*f*, 57*f*, 58*f*, 64*f*, 65*f*
      direita, 64*f*
      discreto, 45*f*, 50*f*, 53*f*, 55*f*
      grave, 44*f*, 49*f*
      moderado, 43*f*, 45*f*, 50*f*, 54*f*, 55*f*, 57*f*, 58*f*
Véu
   palatino, 48*f*, 50*f*, 61*f*
      resíduo em, 48*f*, 50*f*
         discreto, 48*f*
         moderado, 50*f*
      visão do, 61*f*
         endoscópica, 61*f*
Videoendoscopia
   da deglutição, 21, 39-67
      achados dos exames de, 39-67
         o que observar, 61
      antes do exame, 22
         consistências alimentares, 22*q*
           como preparar, 22*q*
           volumes ofertados, 22*q*
      durante o exame, 23

videofluoroscopia e, 13, 27*q*
   comparativo entre, 13, 27*q*
Videofluoroscopia
   da deglutição, 13, 39-67
      achados dos exames de, 39-67
         o que observar, 39
      antes do exame, 15
         consistências alimentares, 15*q*
           como preparar, 15*q*
           volumes ofertados, 15*q*
      após o exame, 21
      durante o exame, 18
   e videoendoscopia, 13, 27*q*
      comparativo entre, 13, 27*q*
   exame de, 7, 11, 37, 69*f*, 71*f*, 73*f*, 74*f*, 79, 80*f*
      da deglutição, 7, 70*f*, 71*f*, 73*f*, 74*f*, 79, 80*f*
         com cabeça para trás, 71*f*
         com inclinação de cabeça, 74*f*
         com queixo para baixo, 70*f*
         com rotação de cabeça, 73*f*
         da manobra de Masako, 80*f*
         funcional, 7
         posturas de, 79
      funcional, 37
         na DO, 37